Dr. med. Christoph Pies · Potenz auf Rezept

Dr. med. Christoph Pies

POTENZ AUF REZEPT

Erektionsstörungen
überwinden mit dem
5-Säulen-Programm

herbig

Bildnachweis

Mit 15 Illustrationen von Mascha Greune, München, www.mascha-greune.de
Grafik Beckenboden, Seite 48: © BeBo® Gesundheitstraining

Impressum

Umschlaggestaltung von STUDIO LZ, Stuttgart, unter Verwendung eines Fotos von Henning Glock, henningglock.com

Im Interesse einer besseren Lesbarkeit wird nicht ausdrücklich in geschlechtsspezifischen Personenbezeichnungen differenziert. Die gewählte männliche Form schließt eine adäquate weibliche Form gleichberechtigt ein.

Unser gesamtes Programm finden Sie unter **kosmos.de/herbig**
Christoph Pies im Internet: www.doc-pies.de

Gedruckt auf chlorfrei gebleichtem Papier

MIX
Papier | Fördert gute Waldnutzung
FSC® C014889

ISBN 978-3-96859-035-6
Projektleitung: Nicole Janke
Redaktion: Christine Gerstacker, München
Gestaltungskonzept, Gestaltung und Satz: VerlagsService Dietmar Schmitz GmbH, Heimstetten
Produktion: Vanessa Frömmig
Druck und Bindung: Friedrich Pustet GmbH & Co. KG, Regensburg
Printed in Germany / Imprimé en Allemagne

INHALT

PROLOG:
Potenz auf Rezept!

Potenz auf Rezept! Das klingt so einfach wie verlockend. Möchten wir Männer das nicht alle? So sind wir es doch gewohnt: Wenn wir merken, dass ein gesundheitliches Problem entsteht, informieren wir uns und finden schnell eine einfache und dauerhafte Lösung – am besten durch eine einmalige, nicht aufwendige Maßnahme. Für unser Thema Potenzstörungen würde das heißen: Ein kurzer Arztbesuch, das Rezept in die Hand, fertig!

Doch Sie ahnen es, so einfach wird es nicht. Denn wer bei Potenzstörungen gleich an Viagra denkt, der irrt gewaltig. Klar, mit solchen »Potenzpillen« können wir in den meisten Fällen, bildlich gesprochen, den platten Fahrradreifen kurzzeitig wieder aufpumpen, aber die Ursache, also das Loch im Schlauch, wird weiterhin bestehen bleiben und die Luft wird entweichen. Daher soll das »Rezept«, das Sie in diesem Buch erhalten werden, ein ganz anderes sein. Ich werde Ihnen sozusagen den Rezeptblock und den Stift in die Hand geben und Sie verordnen sich Ihre Therapie selbst.

Na toll, mögen Sie jetzt denken, was hat er sich denn da ausgedacht – schlaue Empfehlungen ohne nachgewiesene Wirkungen? Keine Sorge: Sie werden in diesem Buch einen ganzheitlichen Ansatz zur Behandlung von Potenzstörungen kennenlernen, der auf wissenschaftlichen Erkenntnissen beruht und der einen nachweisbaren Effekt hat – nebenbei bemerkt nicht nur auf Ihre Potenz, sondern auf das gesamte Wohlbefinden, auf die Lebensqualität und auch auf die Wahrscheinlichkeit, dass Sie an anderen Problemen wie Diabetes, Bluthochdruck oder Gefäßverkalkungen erkranken.

Ich gebe zu, der Titel »Potenz auf Rezept« ist plakativ, aber er hat durchaus seine Berechtigung. Denn dieses ganzheitliche Therapiekonzept können Sie sich mittlerweile auch als 12-Wochen-Trainingsprogramm tatsächlich ärztlich verordnen lassen. Ja, Sie haben richtig gelesen, es gibt sie, die »Erektion auf Rezept«. Deutschlands Krankenkassen erstatten seit Dezember 2021 erstmals eine Therapie mittels einer »Potenz-App«. Namentlich ist dies die App »Kranus Edera«. Dies ist insofern ein erfreuliches Novum, weil eine Behandlung von Erektionsstörungen bislang als »Lifestyle-Problem« angesehen wurde. Und weil Potenzpillen wie Viagra, die zwar die Symptome, aber nicht die Ursachen bekämpfen, bislang nicht von der Krankenkasse übernommen wurden – und auch in Zukunft nicht übernommen werden.

Ich habe mich für dieses Buch mit Spezialisten auf dem Gebiet der Erektionsstörung ausgetauscht und konnte dankenswerterweise auf die Ergebnisse der aktuellen wissenschaftlichen Studien, die die Entwicklerfirma Kranus Health zum Thema durchgeführt hat, zugreifen. Deren App »Kranus Edera« greift die hier vorgestellten Prinzipien auf und setzt sie praktisch um. Das zugrunde liegende Gesamtkonzept und den wissenschaftlichen Hintergrund werde ich Ihnen in diesem Buch gerne vorstellen. Es ergibt also deutlich mehr Sinn, sich das rote Kassenrezept fürs Training als das blaue Privatrezept für »die Pillen« zu besorgen. Und ich verspreche Ihnen: Wenn sie das hier vorgestellte Rezept einlösen – egal ob sozusagen »selbst verordnet« anhand meines Buches oder mit Unterstützung durch die App –, lösen Sie zugleich ein großes Versprechen gegenüber sich selbst und Ihrer Gesundheit ein!

WAS IST IMPOTENZ?

Aber beginnen wir von vorne: Was ist eigentlich eine Erektionsstörung und wie häufig kommt sie vor? Unter Impotenz oder erektiler Dysfunktion (ED) verstehen wir Mediziner eine gestörte oder fehlende Erektion trotz sexueller Erregung. Laut der medizinischen Definition besteht eine Impotenz dann, wenn die Symptome mindestens sechs Monate andauern und einen befriedigenden Geschlechtsverkehr in über 70 % der Versuche verhindern.

Fast jeder zweite Mann über 50 leidet irgendwann in seinem Leben an solchen Erektionsstörungen, Tendenz steigend.[1] Das entspricht etwa 6 bis 8 Millionen Männern in Deutschland. Dieser Umstand ist deshalb von so enormer Bedeutung, weil immerhin knapp 90 % von uns Männern in der Altersgruppe zwischen 50 und 60 Jahren, die in einer Partnerschaft leben, noch sexuell aktiv sind. Selbst bei den über 80-Jährigen ist es noch jeder Dritte. Und wenn Sie bedenken, dass in den nächsten Jahren ein Drittel aller Männer in Deutschland über 60 Jahre alt sein wird, können Sie sich die Bedeutung dieses Umstandes für die weiteren Ausführungen ausmalen.

Ohnehin sind Erektionsstörungen sehr ernst zu nehmen, da sie mögliche Vorboten von Herz-Kreislauf-Ereignissen wie Herzinfarkt oder Schlaganfall sein können. Organische Ursachen finden sich am häufigsten am Blutgefäßsystem. Da die tiefen Penisarterien nur einen Innendurchmesser von 1–2 mm haben und somit zu den empfindlichsten Blutgefäßen im männlichen Körper zählen, kommt es hier zu sehr frühzeitigen Symptomen beispielsweise von Gefäßverkalkungen.[2] Dies ist der Grund, warum Potenzstörungen bereits einige Jahre vor einem Herzinfarkt oder Schlaganfall auftreten können![3]

Aber auch als junger Mann sollten Sie sich nun nicht sorglos zurücklehnen, denn Erektionsprobleme können zunehmend auch Sie betreffen. Die möglichen Ursachen für eine Flaute im Schlafzimmer sind vielfältig. Gerade in jüngeren Jahren liegt es nicht immer nur an körperlichen, sondern vermehrt auch an psychischen Gründen, warum es mit dem Sex nicht funktioniert. Während bei Männern über 40 eher besagte Probleme mit den Blutgefäßen oder hormonelle Störungen vorliegen, sind es unter 40 oft psychische Gründe wie Stress, Unsicherheit oder Versagensängste.

Trotzdem konsultiert nur schätzungsweise jeder Zweite von uns Männern eine Ärztin oder einen Arzt, denn viele Männer haben bei einem so sensiblen Thema wie »Erektionsstörungen« eine hohe Hemmschwelle.[4] Die Dunkelziffer könnte demnach also noch weit höher sein. Und wenn es dann doch zu einem Arztbesuch kommt, wird der Betroffene oft schnell mit den gängigen Potenzpillen »abgespeist«. Wir neigen in der Medizin noch immer dazu, nur das akute Problem anzugehen, anstatt den Blick zu weiten und den Mann umfassend zu betrachten. Vielen Ärzten fehlt es im Praxisalltag an der Zeit, um mit dem Patienten ausführlich über die zugrunde liegenden Zusammenhänge und die Notwendigkeit einer Lebensstiländerung zu reden. So werden schwerwiegende Risikofaktoren oft nicht entdeckt oder behandelt. Auch Hormonstörungen, eine Depression oder andere Ursachen können nur durch das gezielte Nachfragen ans Licht gebracht werden. Diese bedenkliche Tatsache habe ich zum Anlass genommen, im Buch auch einen Blick auf die Männergesundheit und auf männliches Gesundheitsverhalten im Allgemeinen zu werfen.

Welches Therapiekonzept steckt also hinter der »Potenz auf Rezept«?

Grob umrissen besteht die Therapie, die ich Ihnen in diesem Buch vorstelle, aus fünf Säulen:

- Ein regelmäßig durchgeführtes Beckenbodentraining verlangsamt den Blutrückfluss aus dem Penis und hilft so, die Erektion länger zu halten.[5]
- Ausdauersport verbessert das gesamte Herz-Kreislauf-System und speziell die arterielle Sauerstoff- und Blutversorgung der Schwellkörper.[6 7]
- Eine ausgewogene Ernährung bietet die Basis für einen gesunden Blutkreislauf und Stoffwechsel.
- Achtsamkeitsübungen reduzieren die innere Anspannung und vermeiden eine Überaktivität des Stressnervensystems »Sympathikus«.[8] Das mentale Training hilft Ihnen dabei, die Signale des Körpers richtig wahrzunehmen.
- Nicht zuletzt werfen wir auch einen Blick auf die Partnerschaft. Psychologische Faktoren wie zum Beispiel Versagensängste gehen oft mit Potenzstörungen einher und diese wiederum belasten die Partnerschaft.[9]

Sie werden sehen: Fast alle Ursachen und Risikofaktoren von Erektionsstörungen können Sie aktiv beeinflussen. Sie müssen diese nur identifizieren und die Motivation mitbringen, das Training durchzuführen. Eine umfassende wissenschaftliche Recherche hat gezeigt, dass eine solche mehrschichtige Therapie mit Lebensstilanpassungen und physiotherapeutischen Übungen in der Behandlung von Potenzstörungen mittel- und langfristig effektiv ist.[10] Die in diesem Buch aufgeführten Maßnahmen sind nachgewiesenermaßen erfolgreich[11], insbesondere wenn sie zu einer Gesamtstrategie zusammengeführt werden. Sie werden sogar in den medizinischen Leitlinien als Erstlinientherapie oder begleitend zur medikamentösen Behandlung empfohlen.[12]

Fassen Sie sich also ein Herz und gehen Sie Ihre Schwierigkeiten aktiv an. Nur wenigen Männern muss ich von der Therapie abraten, beispielsweise wenn Sie an einer sehr schweren Herzerkrankung leiden, bei der jegliche körperliche Aktivität schädlich sein könnte. Ansonsten ist das Programm für jede Altersgruppe und jedes Fitnesslevel geeignet. Natürlich kann man auch nur Teile der Therapie wahrnehmen, wie zum Beispiel das Beckenbodentraining. Die App kann Ihnen zusätzlich dabei helfen, da sie das Training individuell anpasst. Zücken Sie also gerne auch Ihr Handy, scannen Sie den folgenden QR-Code und legen Sie los! Ich werde Sie im Hintergrund mit wissenschaftlichen Informationen begleiten!

Ach ja, bevor ich es vergesse: Im dritten Teil des Buches möchte ich Ihnen natürlich auch die zusätzlich verfügbaren klassischen Therapiemethoden umfassend darlegen. Mit dem uns zur Verfügung stehenden Werkzeugkasten können wir Urologinnen und Urologen fast jedem Mann wieder »auf die Sprünge« helfen! Und ein paar Extras wie Tipps für eine potenzfördernde Ernährung mit leckeren Lebensmitteln, einen übersichtlichen Vorsorgeplan und ein paar Infos zu den sexuellen Folgen von Long-Covid gibt es im vierten Teil obendrauf …

TEIL I: Grundlagen

WIE GEHT'S?
Daten und Fakten zur Männergesundheit

Unser heutiger Umgang mit Medizin ist noch immer von einer Reparatur-Denkweise gekennzeichnet – und das sowohl aufseiten der Patienten als auch aufseiten der Kostenträger. Wir behandeln Krankheiten erst dann, wenn sie auftreten, doch für deren Vorbeugung geben wir derzeit nur knapp 4 % unseres Gesundheitsbudgets aus.[13] Dabei wäre die Maxime »Prävention statt Therapie« für die Krankenversicherungen langfristig wesentlich wirtschaftlicher. Leider ist unser Gesundheitssystem noch immer nicht so aufgestellt, dass es Gesundheit belohnt. Insbesondere die Männergesundheit wird hier sträflich vernachlässigt – und wir Männer wiederum vernachlässigen gerne unsere Gesundheit.

Während Frauen scheinbar kaum Probleme haben, über intimste Themen zu sprechen, schweigen wir Männer lieber und schieben Gesundheitsthemen wie Prostataprobleme oder Potenzschwierigkeiten auf die lange Bank. Psychische und emotionale Themen sind ohnehin tabu. Die Rolle des »harten« Mannes, der alles durchsteht, ändert sich dabei nur langsam, denn sie ist historisch gewachsen. Altkanzler Konrad Adenauer wird zum Beispiel mit dem Satz zitiert: »Es gibt Dinge, über die spreche ich nicht mal mit mir selbst.« So richtig im öffentlichen Bewusstsein ist das Wohlbefinden des männlichen Geschlechts erst seit den 90er-Jahren, etwa durch Magazine wie *Men's Health*. Und auf medizinischem Gebiet bereitet die Andrologie, das noch junge Fachgebiet der Männerheilkunde, zwar den Weg, aber bis zu einer echten medizinischen Chancengleichheit ist es noch ein gutes Stück. Wir Ärztinnen und Ärzte sind daran nicht ganz unschuldig. Gerade wenn es um Störungen der Sexualfunktion geht, werden im Praxisalltag Patienten mit gravierenden Potenzstörungen nicht verlässlich auf alle denkbaren Ursachen hin befragt und untersucht – sei es aus Zeitmangel, Scham (ja, auch Ärzte haben so was) oder Unkenntnis.

Am anschaulichsten zeigt sich die Summe aller Fehlentwicklungen in der unterschiedlichen Lebenserwartung von Mann und Frau. Diese ist für Männer bei Geburt in Deutschland mit rund 78,6 Jahren um knapp fünf Jahre geringer als bei Frauen mit rund 83,4 Jahren.[14] Es gibt kein einziges Land auf der Welt, in dem die Lebenserwartung von Männern diejenige von Frauen übersteigt. Warum ist das so? Das muss doch biologisch so angelegt sein, mögen Sie jetzt einwenden. Stimmt nur teilweise. Nach wissenschaftlichen Erkenntnissen geben nur zu etwa einem Viertel die Gene den Ausschlag, wie alt wir werden, den Rest bestimmen wir durch Lebensstilfaktoren, Umwelteinflüsse und Ernährung selbst. Aus der Forschung wissen wir: Bei Ausschaltung äußerer Faktoren sowie kultureller und sozialer Aspekte bleibt nur noch ein Lebenszeitunterschied von einem Jahr, der wohl tatsächlich genetisch bedingt ist.[15] Wichtiger sind also offensichtlich psychische und soziale Faktoren, wie zum Beispiel das Rollenverständnis von uns Männern. Wir gelten als risikobereiter und weniger gesundheitsbewusst.

Insbesondere das Einkommen und der Bildungsgrad machen einen großen Unterschied aus: Die Differenz in der Lebenserwartung zwischen höchster und niedrigster Einkommensgruppe beträgt bei Männern 6,6 Jahre.[16] Und der Bildungsgrad wiederum zeigt einen klaren Zusammenhang zu Risikofaktoren wie Rauchen und körperlicher Inaktivität.

Falls Sie sich bei solchen Faktoren angesprochen fühlen, darf ich Sie insofern trösten, dass Sie nicht allein sind: Alle von der WHO formulierten Mindestanforderungen in Bezug auf körperliche Aktivität[17], Ernährung, Rauchen, Alkohol und Stress erfüllt nur jeder zehnte Mann! Gründe genug für ein wenig »Fortbildung« auf diesem Gebiet.

Tipp am Rande: Wenn Sie Ihre statistische Lebenszeit verlängern möchten, dann heiraten Sie! Das Risiko, vorzeitig zu sterben, ist für ledige Männer um 58 % höher als für verheiratete Männer.[18] Der Grund: Männer erfahren in einer Partnerschaft ein höheres Maß an sozialer Bindung, Intimität und Unterstützung sowie sozioökonomischer Absicherung, was dann zu mehr Wohlbefinden und auch zu einer besseren Versorgung und Pflege im Krankheitsfall führt. Ehefrauen können ihre Männer beim Familiensinn packen und an das Verantwortungsbewusstsein appellieren. Schließlich soll der Mann seiner Familie möglichst lange als Ehemann und Vater erhalten bleiben. Vier von fünf Männern lassen sich mit dieser Bitte überzeugen. Diese soziale Kontrolle sowie klare Verantwortlichkeiten innerhalb einer stabilen Partnerschaft führen so zu einem gesünderen Lebensstil. Der »Pantoffelheld« lebt also länger als der »einsame Wolf«.

Wem jedoch die entsprechende Lebenspartnerin oder der Partner fehlt, der sollte sich zumindest regelmäßig seiner Ärztin oder seinem Arzt anvertrauen. Aber auch das geschieht nicht. Die Formulierung »Kommt ein Mann zum Arzt …« klingt nicht nur wie der Einstieg in einen typischen Ärztewitz, sondern sie *ist* leider ein Witz, bei dem uns das Lachen im Halse stecken bleiben sollte. Denn wir Männer gehen nicht zum Arzt. Zumindest nicht gerne. Die Teilnahmequote an der Krebsfrüherkennung ist in Deutschland erschreckend niedrig. Wir sind wahre Vorsorgemuffel. So machen laut einer aktuellen Erhebung des Robert Koch-Instituts gerade einmal 40 % von uns Männern regelmäßig von Vorsorgeangeboten Gebrauch, bei den Frauen sind es dagegen immerhin 67 %.[19]

Das ist aber insofern nicht weiter verwunderlich, da die vorhandenen Gesundheitsangebote bisher auch fast nur Frauen ansprechen! Für Mädchen gibt es ab der Pubertät Aufklärungs- und Vorsorgeprogramme, doch der offizielle Einstieg in die urologische Früherkennung beginnt erst mit 45 Jahren. Und selbst dann nutzen wir Männer diese Grundversorgung nicht ausreichend, eben weil bei uns in der ersten Lebenshälfte kein Gesundheitsbewusstsein entstanden ist. Viele von uns fühlen sich bis zu diesem Alter einfach gesund und sehen keine Notwendigkeit für einen Check-up. Nur wenn Beschwerden auftreten, suchen wir eine Notfallambulanz und eine schnelle Lösung. Die kritische Phase, in der entscheidende Weichen für unser Alter gestellt werden, ist aber unsere mittlere Lebensphase. Viele Männer beklagen dann schon orthopädischen Verschleiß, ein anfälligeres Herz-Kreislauf-System oder beginnende Gedächtnisstörungen. Die Wahrscheinlichkeit, an Krebs zu erkranken, steigt ebenso wie die Anfälligkeit für Volkskrankheiten wie Bluthochdruck oder Diabetes. Unser Immunsystem und schützende Stresshormone sowie der Testosteronspiegel werden langsam zurückgefahren. Hier gilt es, darauf hinzuarbeiten, dass wir frühzeitig ein Gesundheitsbewusstsein entwickeln.

In einer aktuellen Befragung der LMU München mit 11 500 Teilnehmern gab über ein Drittel der Männer Scham und fast die Hälfte der Befragten Bequemlichkeit als Hinderungsgründe für den Arztbesuch an.[20] Denn es gibt auch ganz praktische und banale Erklärungen für die geringe Teilnahme an Früherkennungsprogrammen: Zeitmangel zum Beispiel. Viele Arztpraxen sind nur zu Zeiten verfügbar, in denen die meisten

Männer ihrem Beruf nachgehen. Schließlich arbeiten über 90 % der berufstätigen Männer in Vollzeit.[21]

Der wichtigste Grund scheint aber ein ganz anderer zu sein: Drei von vier Männern haben zwar laut Befragungen ausgeprägte Krankheitsängste, lassen aber dennoch die angebotenen Untersuchungen aus Angst vor einer schlimmen Diagnose und den daraus folgenden Konsequenzen nicht durchführen. Krankheit bedeutet schließlich Schwäche, und das passt nicht in das Rollenverständnis eines starken Mannes. Es ist eine Art Vogel-Strauß-Taktik, die wir Männer da an den Tag legen: Kopf in den Sand stecken und nichts sehen und hören wollen.

Fassen wir zusammen: Von außen überstülpen kann man uns Männern Gesundheit ohnehin nicht, sie bleibt vorwiegend in der eigenen Verantwortung jedes Einzelnen von uns. Aber weder unsere Neigung, über Krankheiten zu schweigen, noch unser angebliches Desinteresse an Vorsorge noch riskante Lebensstilfaktoren sind unveränderbar! Und genau hier liegt die große Chance der Digitalisierung. Gerade bei den genannten Tabuthemen sehe ich ein riesiges Potenzial, dass sich Männer über telemedizinische Angebote und digitale Gesundheitshelfer mit einer niedrigen Hemmschwelle fachärztlichen Rat direkt nach Hause holen können – und sich auf diese Weise diskret informieren und sich motivieren und begleiten lassen. Der Trend ist ohnehin nicht aufzuhalten. Branchenexperten sagen voraus, dass digitale Gesundheitsverordnungen im Jahr 2035 verschreibungspflichtige Marken-Medikamente überholen werden.[22] Und auch auf ärztlicher Seite sollen laut Prognose 60 % der deutschen Ärzte bis zum Ende der aktuellen Dekade »Digital-first«-Doktoren sein, also ihre Ausbildung bereits unter Nutzung digitaler Gesundheitshelfer absolviert haben. Dies sind kühne Behauptungen, aber nichtsdestotrotz spiegeln sie einen enormen Wandel in der Art und Weise wider, wie die Gesundheitsversorgung in Zukunft erbracht werden wird. Was die Urologie und den Bereich

Männergesundheit betrifft, glaube ich, dass gerade die sexuellen Erkrankungen die größten Erfolgschancen bei digitalen Behandlungen haben werden, da diese Erkrankungen stark durch Verhaltensfaktoren beeinflusst werden.

WIE FUNKTIONIERT'S?
Der Penis und die Erektion

Bevor wir im nächsten Kapitel zu unserem eigentlichen Thema, den Störungen der Erektionsfunktion, kommen werden, schauen wir uns zunächst kurz die Anatomie des Penis sowie den normalen Ablauf einer Erektion an. Das ist insofern wichtig, weil bereits die Vermittlung von praxisrelevantem Grundlagenwissen in einer Behandlung positive Effekte bewirken kann.

Der Penis

Der Penis ist in zweifacher Hinsicht das »prominenteste« Organ der männlichen Geschlechtsorgane. Er besteht aus dem Schaft und der Eichel. An der Spitze der Eichel befindet sich die Harnröhrenmündung, an der beim Wasserlassen der Urin und beim Samenerguss das Ejakulat austritt. Im Inneren des Schaftes verlaufen an der Oberseite über die Länge des Penis zwei zylinderförmige Schwellkörper, die am Beckenknochen fixiert sind. Sie bestehen aus einem schwammartigen Labyrinth aus Blutgefäßen und Gewebetaschen. An der Unterseite des Penis verläuft mittig ein weiterer, aber deutlich weicherer Schwellkörper, der die Harnröhre umschließt. Je eine Hauptarterie in den Schwellkörpern befördert das Blut in den Penis und mehrere Venen sorgen für den Blutabfluss.

Im Ruhezustand beträgt die Penislänge durchschnittlich 9 cm, bei voller Erektion im Mittel 13 cm.[23] Die Angaben in der Literatur variieren zum Teil erheblich von Land zu Land.

Es wird vermutet, dass die unterschiedlichen Penisgrößen auf der Welt damit zusammenhängen, dass die Evolution in den Gegenden, in denen es eine größere Konkurrenz um Frauen gibt, Männer mit größerem Penis hervorgebracht hat. Bei Mittelwerten entsteht immer auch ein psychologisches Problem, denn naturgemäß rangiert die eine Hälfte der Bevölkerung unterhalb eines solchen Wertes. Aber wer möchte schon zu dieser Hälfte gehören? Von über 25 000 Männern waren in einer Befragung lediglich 55 % zufrieden mit ihrer Penisgröße, 45 % äußerten den Wunsch nach einem größeren und nur 0,2 % nach einem kleineren Penis.[24] Die meisten Frauen aber zeigten sich zufrieden mit der Penisgröße ihrer Partner und meinten, dass sie für die Wahrscheinlichkeit, einen Orgasmus zu erreichen, unerheblich sei.

Ohnehin ist der durchschnittliche Menschen-Penis viel größer, als er sein müsste. Im Vergleich zu anderen Säugetiermännchen ist er in Relation zu den Weibchen übergroß. Den längsten Penis aller Säugetiere hat übrigens der Blauwal mit einer Länge zwischen 2,4 und 3 Metern. Nun gut, beim Menschen jedenfalls unterscheidet man gemeinhin zwei Penistypen. Der »Grower« ist der (häufigere) »Blutpenis«, der sich bei Erektion deutlich ausdehnt und verlängert, der »Shower« ist der »Fleischpenis«, der schon im Ruhezustand groß erscheint, bei Erektion jedoch nicht mehr viel an Länge dazugewinnt. Entgegen den oft zu hörenden Legenden gibt es keinen nachweisbaren Zusammenhang beispielsweise zwischen der Nasenlänge oder der Schuhgröße und der Penisgröße. Nur beim Verhältnis der Länge des Ringfingers und des Zeigefingers konnten Untersuchungen einen Zusammenhang nachweisen. Je länger der Ringfinger im Vergleich zum Zeigefinger ist, desto größer ist der Penis. Dies hat mit dem Einfluss von Testosteron im Mutterleib zu tun.[25]

Die Erektion

Damit wir eine Erektion erreichen, sollten mehrere Voraussetzungen erfüllt sein: Zunächst muss ein hormonelles Gleichgewicht für die nötige Bereitschaft sorgen. Ja genau, die Lust, also die Libido, muss da sein. Hier spielt Testosteron die entscheidende Rolle. Die Erektion beginnt dann im Gehirn als ein Zusammenspiel von stimulierenden und dämpfenden Impulsen. Das Gehirn sendet beispielsweise das Signal »erotischer Reiz« (etwas, das Sie gesehen, gefühlt, gerochen, gehört oder gedacht haben). Über chemische Botenstoffe (sogenannte Neurotransmitter) werden dann Signale an das Rückenmark gesendet. Von dort wird der Erektionsnerv, der Nervus pudendus, stimuliert. Eine Aktivierung der Beckenbodenmuskulatur bewirkt eine Blockade des Blutabflusses aus den Schwellkörpern. Die Muskulatur in den Blutgefäßen des Penis wird von Sympathikus und Parasympathikus, also unserem vegetativen Nervensystem, kontrolliert. Das parasympathische Nervensystem ist für Dinge wie Erholung, Verdauung, aber eben auch für sexuelle Erregung verantwortlich (»rest and digest«). Beim Entstehen einer Erektion übernimmt der Parasympathikus die Kontrolle und sorgt für eine Entspannung der Blutgefäße und somit für einen Bluteinstrom in die Schwellkörper. Der Gegenspieler, das sympathische Nervensystem, hingegen ist zuständig für Kampf- oder Fluchtreaktionen (»fight and flight«). Er wird in Stresssituationen aktiviert und wirkt dann hemmend auf die Erektion.

Im Detail läuft das so: Im Schwellkörper selbst lösen die ankommenden Nervensignale eine chemische Reaktionskette aus, in deren Verlauf zunächst Stickstoffoxid (NO) und dann als wichtigster Erektionstreibstoff cyclisches Guanosinmonophosphat (cGMP) ausgeschüttet werden. cGMP wiederum wird über verschiedene Zwischenschritte aus der Aminosäure L-Arginin gebildet. Wie stark eine Erektion ist, hängt also entscheidend vom cGMP-Spiegel ab. Je mehr davon zur Verfügung steht, desto dauerhafter und härter wird die Erektion.

Die Entspannung der Muskelzellen in den Blutgefäßen sorgt für eine Erweiterung der Arterien und für einen Blutfluss in die Schwellkörper. Durch den erhöhten Druck werden die Venen zugedrückt, der Blutabfluss verlangsamt sich und der Penis wird hart. Bei einer Erektion staut sich in den Schwellkörpern bis zu 40-mal mehr Blut als im schlaffen Zustand, die Schwellkörper werden drei- bis viermal so groß. Solange der Zufluss an Blut größer ist als der Abfluss, bleibt die Erektion erhalten.

Der Erregungszyklus von uns Männern läuft in vier Phasen ab: Nach der oben beschriebenen Erregungsphase kommt die Plateauphase mit einer maximalen Erektion des Penis. Dann kommt die Orgasmusphase mit dem Samenerguss und schließlich die Entspannungs- und Erschlaffungsphase. Um einen Orgasmus zu erreichen, müssen im Gehirn zunächst einige Teile abgeschaltet werden, darunter das Gefahren- und Alarmzentrum und die Areale für Unsicherheit und Besorgnis. Der Sympathikus darf also in dieser Zeit nicht dazwischenfunken.

Vor der Ejakulation werden Samenflüssigkeiten aus Prostata und Samenblasen zusammen mit den Spermien aus dem Nebenhoden bereitgestellt. Für die Ejakulation an sich sorgt aber nicht das Gehirn, sondern der Impuls kommt aus einem Erektionszentrum im Rückenmark. Beim Erguss verschließt sich reflexartig der innere Schließmuskel zur Blase hin, während der äußere Schließmuskel zur Harnröhre gleichzeitig geöffnet wird. Bewegungen der Muskeln an Samenleiter und Prostata in wellenartigem Rhythmus schleudern das Ejakulat, unterstützt durch den Beckenboden, in mehreren Portionen in Abständen von ca. einer Sekunde aus der Harnröhre. Im Schnitt dauert solch ein männlicher Orgasmus 6 Sekunden, bei Frauen sind es dagegen stolze 23 Sekunden.

Wenn der Blutzufluss nach dem Orgasmus aufhört und sich die Venen öffnen, wird der Penis wieder weich. Dafür ist ein Enzym, die Phosphodiesterase 5 (PDE-5) notwendig. PDE-5 sorgt dafür, dass die cGMP-Moleküle wieder abgebaut werden und sich die Blutzufuhr reduziert. Auf der Blockierung dieses PDE-5-Enzyms beruht die Wirkung der bekannten Potenzpillen wie Viagra (Sildenafil) o. Ä., dazu später mehr …

Sollten eines oder mehrere Glieder dieser gesamten Funktionskette nicht funktionieren, verhindert das eine vollständige Erektion. Ist beispielsweise die Nervenversorgung beschädigt, z. B. durch eine Zuckerkrankheit, eine Operation oder einen Unfall, kommen die Signale nicht im Penis an. Gleiches betrifft Hemmungen durch bestimmte Medikamente oder Alkohol. Am häufigsten sind jedoch Verengungen und Verkalkungen der haarfeinen Penisarterien schuld. Das ist der Grund dafür, dass der Penis als ein sensibler Gradmesser unseres allgemeinen Gesundheitszustandes in Bezug auf Durchblutung, Nervenversorgung und Hormonhaushalt gilt.

Einen guten ersten Anhaltspunkt, ob es sich bei auftretenden Problemen eher um eine organische oder um eine psychische Störung handelt, bieten morgendliche Erektionen (umgangssprachlich »Morgenlatte« genannt). Das parasympathische Nervensystem ist im Schlaf aktiver, daher treten Erektionen vermehrt während der besonders tiefen REM-Schlafphasen auf. In psychischen Fällen würden nächtliche bzw. morgendliche Erektionen also zeigen, dass wahrscheinlich körperlich kein Problem besteht.

WIE KOMMT'S?
Ursachen und Risikofaktoren

Es gibt eine Reihe bekannter Risikofaktoren für Erektionsstörungen, die sich auf unterschiedliche Art und Weise negativ auf die Potenz auswirken können. Dazu gehören insbesondere das Alter, Rauchen, Bluthochdruck, Übergewicht, eine ungesunde Ernährung mit erhöhten Blutfetten, zu wenig Bewegung oder ein erhöhter Alkoholkonsum. Bei vielen Betroffenen ist nicht eine einzelne Ursache zu identifizieren, sondern es gibt Überschneidungen und manche Risikofaktoren bedingen und verstärken sich auch gegenseitig.[26]

Bei systematischer Betrachtung können wir die möglichen Ursachen einteilen in Störungen:

- des Blutzuflusses
- des Blutabflusses
- der Nervenversorgung
- des Hormonhaushaltes
- der Psyche
- durch andere Grunderkrankungen
- durch Alkohol, Drogen oder Medikamente

Gestörter Blutzufluss

Wie erwähnt: Das Vorkommen und der Schweregrad von Potenzstörungen nehmen mit dem Alter zu. So haben Männer im Alter von 70 Jahren dreimal häufiger eine erektile Dysfunktion als Männer im Alter von 40 Jahren. Der Grund ist einleuchtend: Im Alter nimmt die Dehnbarkeit des Bindegewebes ab. Die Abnahme der Elastizität und mögliche Verkalkungen der Blutgefäße führen dazu, dass sich die Arterien nicht mehr so gut erweitern können. Es entsteht Bluthochdruck, der die Funktion der Blutgefäße auf viele Arten beeinflussen kann. Durch eine erhöhte Aktivität des sympathischen Stressnervensystems kann die Gefäßerweiterung reduziert sein. Auch die Blutfette spielen eine Rolle. In einer Studie hatten 42 % der Männer mit ED erhöhte LDL-Cholesterinspiegel im Blut. LDL ist das »böse Cholesterin«, das so klein ist, dass es in die Gefäßwände eindringen kann. Überschüssiges LDL-Cholesterin wird so in den Arterienwänden abgelagert. Diese Ablagerungen können sich mit anderen Substanzen zu sogenannten Plaques verbinden. Es entsteht eine Arteriosklerose, die das Innere der Arterie verengen und den Blutfluss beispielsweise zum Herzmuskel oder zum Penis behindern kann. Die Herzkranzgefäße (Koronararterien) haben einen Durchmesser von 3–4 mm, während die Penisgefäße einen Durchmesser von 1–2 mm haben. Da die Gefäße im Penis also deutlich kleiner und zuerst von den Verkalkungen betroffen sind, ist eine erektile Dysfunktion ein Warnhinweis für einen drohenden Herzinfarkt oder Schlaganfall.[27] Sie gilt somit als bedeutsames Frühwarnzeichen für schwere Gesundheitsprobleme und kann als wichtiger Marker für einen negativen Gesundheitszustand im Allgemeinen betrachtet werden. Der Penis gilt uns Medizinern daher auch als die »Antenne des Herzens«. Gerade jüngere Männer müssen Potenzstörungen sehr ernst nehmen, denn bei ihnen treten mit einer noch höheren Wahrscheinlichkeit in der Zukunft Herzinfarkte auf als bei älteren Männern mit ED. Mehrere Studien konnten diese Zusammenhänge beweisen. Fast zwei Drittel aller Herzinfarkt-Patienten leiden unter Potenzstörungen, und das schon mehr als drei Jahre vor den ersten Symptomen am Herzen![28]

Insbesondere Übergewicht als Risikofaktor ist häufig mit anderen Krankheiten wie Zucker, Fettstoffwechselstörungen und Bluthochdruck assoziiert. In der Summe erhöhen Übergewicht und seine Folgeerscheinungen das ED-Risiko um sagenhafte 30–90 %, denn Männer mit Übergewicht haben eine noch stärkere Beeinträchtigung der Blutgefäße als nicht übergewichtige Männer.[29] Darüber hinaus führt überschüssiges Körperfett zu niedrigen Testosteronspiegeln, was wiederum zur Verstärkung der Potenzstörungen führt, weil unser Bauchfett das Enzym Aromatose produziert, welches männliches Testosteron in weibliches Östrogen umwandelt. Auf diese

Zusammenhänge gehe ich später im Kapitel zur »Ernährung« ab S. 71 noch genauer ein.

Aber lassen Sie uns noch tiefer in die Gefäßwand eindringen, sprich ins Detail gehen: Die schlechtere Blutversorgung ist nämlich meist auf eine beeinträchtigte Funktion der Innenwände der Blutgefäße, des sogenannten Endothels, zurückzuführen. Das Gefäßendothel steuert die Engstellung und Erweiterung der Blutgefäße, indem es Substanzen wie zum Beispiel Stickoxid (NO), Prostaglandin oder Angiotensin II produziert. Diese Faktoren regulieren den Blutfluss zum Penis. Bei Potenzstörungen ist insbesondere die Stickoxid-(NO)-Bildung in der Gefäßinnenwand reduziert.[30]

Womit wir beim Rauchen wären. Da die Schädlichkeit von Nikotin mehr als offensichtlich ist, möchte ich hier nicht allzu viele Worte verlieren. Tabakrauchen verursacht eine direkte Schädigung der Zellen in der Innenwand der Blutgefäße! Eine Übersichtsanalyse von 19 Studien ergab, dass 40 % der untersuchten impotenten Männer derzeit Raucher waren, verglichen mit 28 %, die nie geraucht hatten.[31] Langjähriges Rauchen kann zudem die Penisgröße um bis zu einen Zentimeter verringern. Umgekehrt kann ein Nikotinverzicht die Tumeszenz, also die Fähigkeit des Penis, kräftig anzuschwellen, auch wieder verbessern.[32]

Wenn Sie jetzt doch irgendwie ein mulmiges Gefühl bekommen haben, können Sie Ihr Herzinfarktrisiko für die nächsten zehn Jahre selbst bei der Assmann-Stiftung für Prävention auf der Seite *www.assmann-stiftung.de* unter »PROCAM-Studie« mit dem PROCAM-Schnelltest abschätzen. Mein dringender Rat: Bei einem Ergebnis mit einem Herzinfarktrisiko über 10 % in zehn Jahren sollten Sie Ihren Arzt konsultieren.[33]

Gestörter Blutabfluss

Ein weiterer Grund für eine Erektionsstörung kann ein zu schneller Abfluss des Blutes aus dem Penis über die Venen sein, welcher zu einer ausbleibenden oder einer vorzeitigen Beendigung der Erektion führt. Generell kann die Erektionshärte mit dem Alter etwas nachlassen, da die schwammartigen Blutgefäße im Penis das Blut nicht mehr so gut im Schwellkörper halten können. Etwa ab dem 60. Lebensjahr wird der Penis häufig durch diese Änderungen der Durchblutung und der Gewebeelastizität etwas kürzer und nimmt im Umfang ab. Neben selten auftretenden angeborenen oder anatomischen Veränderungen spielt für den Blutabfluss die Beckenbodenmuskulatur, vor allem der sogenannte Potenzmuskel, der Musculus ischiocavernosus oder kurz IC-Muskel, eine besondere Rolle. Der IC-Muskel erhöht den Druck im Schwellkörper stark. Ist die Muskulatur im Beckenboden zu schwach, kann sie die Venen nicht richtig zusammendrücken und das Blut fließt zu schnell wieder ab.

Störungen der Nervenversorgung

Der Erektionsvorgang wird vor allem über das Gehirn und die Nerven im Rückenmark und im kleinen Becken gesteuert. Daher kann die Störung auf mehreren Ebenen liegen. Häufige Krankheiten, die mit einer Störung des Gehirns einhergehen, sind Schlaganfall, Multiple Sklerose (MS), Alzheimer-Krankheit und Demenz oder eine Parkinson-Krankheit. Und Schädigungen des Rückenmarks entstehen oft bei Verletzungen oder Einengungen des Spinalkanals, beispielsweise durch Bandscheibenvorfälle, die bis zur Querschnittlähmung gehen können. Eine häufige Ursache für eine Schädigung der haarfeinen Nerven im kleinen Becken sind Operationen oder Bestrahlungen bei Prostata-, Blasen- oder Darmkrebs. Insbesondere bei einer Prostataentfernung oder einer Operation am Enddarm können genau jene Nervenbahnen beschädigt werden, die für die Erektion unverzichtbar sind.

Wenn wir von einer Störung der Nervenversorgung als Grund für Erektionsstörungen reden, muss eine Zuckerkrankheit, auch als Diabetes mellitus bekannt, als wichtigste und häufigste Ursache erwähnt werden. Zwischen 35 und 50 % aller Männer mit Diabetes leiden an ED. Das hat mehrere Gründe: Es kommt neben der Beeinträchtigung der versorgenden Nerven auch zu Veränderungen an den Blutgefäßen, zu Störungen der Zellfunktion und zu Veränderungen am Gewebe der Schwellkörper. Gerade durch die Nervenschädigung wird die Empfindlichkeit des Penis heruntergesetzt und die Signalleitung der Nerven funktioniert nicht mehr so gut. Je schlechter der Blutzucker unter Kontrolle ist, desto früher kommt es zu Erektionsproblemen. Und ein weiterer Teufelskreis: Menschen mit Diabetes neigen häufiger dazu, kardiovaskuläre Komplikationen, also Herz-Kreislauf-Probleme, zu entwickeln. Bei Diabetikern blockieren bestimmte Stoffe Rezeptoren der hormonproduzierenden Zellen und vermindern so zusätzlich auch die Testosteronbildung.

Umgekehrt gilt aber auch: Das Auftreten von Erektionsstörungen kann ein Hinweis auf einen bislang unerkannten oder drohenden Diabetes sein. Eine in England publizierte Studie an über 100 Männern, welche ausschließlich wegen Potenzstörungen einen Urologen aufgesucht hatten, zeigte, dass bei 17 % dieser Patienten entweder bereits eine Zuckerkrankheit vorlag oder diese Männer ein deutlich erhöhtes Risiko hatten, in den nächsten fünf Jahren an einem Diabetes zu erkranken.[34]

Störungen des Hormonhaushaltes

Testosteron hat auf mehreren Ebenen einen wichtigen Einfluss auf die Erektion. Es steuert die Libido, sorgt für den Beginn der Erektion und für die Reizüberleitung durch Neurotransmitter. Auch am Zielorgan, also an den glatten Muskelzellen in den Blutgefäßen des Penis, gibt es Testosteronrezeptoren.

Die Hauptproduktionsstätten für Testosteron sind die sogenannten Leydig-Zellen in den Hoden. Im Blut ist Testosteron zu 98 % an Eiweiße gebunden, besonders an das Sexualhormon-bindende Globulin (SHBG). Nur die 2 % ungebundenes und frei schwimmendes Testosteron sind überhaupt wirksam, weil sie an die Bindungsstellen der Körperzellen, an die sogenannten Androgenrezeptoren, ankoppeln können.

In etwa 10 % der Fälle werden Hormonstörungen als Ursache einer Impotenz identifiziert.[35] Durch beispielsweise Stress oder etwa bei Leberkrankheiten kann der Spiegel des bindenden Eiweißes sehr hoch sein, wodurch mehr aktives Testosteron abgebunden wird. Die Östrogene dagegen, die Gegenspieler von Testosteron, werden im Blut deutlich weniger an Eiweiß gebunden und gewinnen deshalb die Oberhand. Hinzu kommt, dass die Rezeptoren an der Zelle zur Aufnahme von Testosteron von unterschiedlicher Sensibilität sein können. Für die Wirkung von Testosteron ist also nicht nur der Blutspiegel des freien Testosterons relevant, sondern auch die Dichte an Rezeptoren am jeweiligen Gewebe und deren Aufnahmefähigkeit. Und beides bestimmt ein Androgenrezeptor-Gen auf dem X-Chromosom.[36] Sie können theoretisch also einen normalen oder sogar einen hohen Testosteronwert haben und dennoch die Symptome eines Testosteronmangels aufweisen. Doch ich kann Sie beruhigen: So kann beispielsweise Krafttraining die Dichte und Empfindlichkeit Ihrer Androgenrezeptoren wieder erhöhen. Dazu später mehr im Kapitel zum »Herz-Kreislauf-Training« ab S. 57!

Schon ab dem 45. Lebensjahr nimmt die Testosteronkonzentration im Blut um etwa 1 % pro Jahr ab. Eine große europäische Studie bestätigte zumindest bei 20 % der Männer zwischen 50 und 79 einen im Labor messbaren Testosteronmangel![37] Testosteron ist ein essenzieller Baustein der männlichen Gesundheit, nicht nur für die Potenz. Eine Langzeitstudie hat Zusammenhänge mit Bluthochdruck und Zuckerkrankheit nachgewiesen. Fast die Hälfte aller Hypertoniker, Übergewichtigen und Diabetiker hat einen Testosteronmangel.[38] Manche Studien gehen sogar von einem Zusammenhang zwischen einer erhöhten Sterblichkeit und gesenkten Testosteronspiegeln aus. Eine Beobachtungsstudie in Mecklenburg-Vorpommern konnte nachweisen, dass Männer mit niedrigem Testosteron häufiger an Herz-Kreislauf-Erkrankungen sterben.[39]

Ein erniedrigter Testosteronspiegel lässt sich übrigens auch bei älteren Männern mit Depressionen häufiger nachweisen. Diese wiederum sind ebenfalls eine mögliche Ursache für Erektionsstörungen, sowohl durch die Erkrankung selbst als auch durch viele antidepressive Medikamente.

Falls Sie nun das Gefühl haben, bei Ihnen könnte ein Testosteronmangel vorliegen, dann sollten Sie diesen bei Ihrer Ärztin oder Ihrem Arzt abklären lassen. Und wenn Sie mehr zu einem gesunden Testosteronspiegel im Alter wissen möchten, dann empfehle ich Ihnen mein Buch *Männer Ü50*.

Störungen der Psyche

Wenn keiner der bisher genannten körperlichen Faktoren bei Ihnen vorliegt, wenn Ihr Alter unter 50 Jahren liegt und wenn Sie nächtliche Spontanerektionen beziehungsweise Morgenerektionen haben, können Sie mit hoher Wahrscheinlichkeit eine organische Ursache Ihrer Potenzstörung ausschließen. Auch wenn die Probleme plötzlich begonnen haben und in ihrer Ausprägung wechseln, also situativ unterschiedlich stark sind, deutet das eher auf eine Ursache im Bereich der Psyche hin. Aber nicht nur partnerschaftliche und sexuelle Probleme, sondern auch Belastungen außerhalb des privaten Umfelds, beispielsweise Angst um den Arbeitsplatz, Mobbing oder finanzielle Probleme können als Ursache infrage kommen.

Stress oder belastende Lebensereignisse triggern die Symptome, in ruhigeren Lebensphasen tritt dann oft wieder eine Verbesserung ein. Als Ursache ist auch hier ein Ungleichgewicht zwischen dem Stressnervensystem Sympathikus und dem Erholungsnervensystem Parasympathikus anzusehen.

Das weite Feld der Partnerschaftsprobleme ist einer der häufigsten Gründe einer psychisch bedingten Erektionsstörung. Insbesondere bei jungen Männern entstehen Potenzprobleme nicht selten durch Versagensängste oder durch Nervosität und Unerfahrenheit als Begleitumstand einer neuen Beziehung. Ein zunehmend zu verzeichnender und übermäßiger Konsum von Pornografie schürt dabei unrealistische Erwartungen, so zumindest der Eindruck aus meiner täglichen Arbeit. Hinweis auf eine psychische Ursache kann zum Beispiel auch sein, wenn ein Unterschied in der Qualität der Erektion zwischen dem Geschlechtsverkehr und bei Masturbation besteht. Auch darauf werde ich später noch eingehen.

Die wichtigsten Aspekte möglicher Partnerschaftsprobleme:

- fehlende, mangelhafte oder negative Kommunikation
- das Gefühl, mit dem Partner oder der Partnerin nicht ausreichend reden oder seine Wünsche frei äußern zu können
- unterschiedliche Interessen im Alltag
- unterschiedliche Vorstellungen über die Partnerschaft und in Bezug auf Heirat oder Kinder
- unrealistische Erwartungen
- eingefahrene Routinen, ein zu ritualisierter Alltag
- Versagensängste
- wenig gegenseitige Nähe und Kontakt
- Streitereien, Unzufriedenheit, Langeweile
- abnehmende Zuneigung, Eifersucht oder eine Affäre

Organische Erkrankungen des Penis

Veränderungen an den Schwellkörpern wie bei einer Schwellkörpervernarbung oder einer Penisverkrümmung führen oft zu Erektionsstörungen. Eine Erkrankung unklarer Ursache namens Induratio penis plastica (IPP), die mit einer Narbenbildung im Penisgewebe einhergeht, kann die Schwellkörperdurchblutung erheblich beeinflussen. Im Alter oder durch langjährige ausbleibende Erektionen kann es zu einem Umbau des Bindegewebes in den Schwellkörpern, einer sogenannten Atrophie, kommen. Die Ursache der Erektionsstörung ist dann eine verminderte Elastizität des Gewebes mit einem verminderten Blutzufluss und vermehrtem Blutabfluss.[40]

Organische Störungen des Penis:

- Schwellkörpervernarbung (Induratio penis plastica)
- Penisverkrümmung (Penisdeviation)
- Fehlmündungen der Harnröhre (Hypospadie)
- ein zu kleiner Penis (Mikropenis), selten
- Vorhautenge (Phimose)
- Peniskrebs (Karzinom), selten

Gutartige Prostatavergrößerung

Das Auftreten einer Prostatavergrößerung und Potenzstörungen nehmen beide mit dem Alter an Häufigkeit zu. Mehrere große Studien konnten einen eindeutigen Zusammenhang nachweisen. Etwa jeder zweite Mann mit Problemen beim Wasserlassen hat auch sexuelle Funktionsstörungen und eine abnehmende sexuelle Aktivität. Und umgekehrt: Zwei von drei Männern mit Erektionsstörungen haben auch Beschwerden beim Wasserlassen. Der ursächliche Zusammenhang ist nicht vollständig geklärt, aber es gibt gemeinsame Ansatzpunkte, wie eine fehlende Entspannung der glatten Muskulatur und altersbezogene hormonelle Veränderungen.

Mit zunehmendem Alter nimmt auch die Spermamenge ab. Bei mehr als einem Drittel aller Männer über 70 liegt das daran, dass die vergrößerte Prostata die Ausführungsgänge der Drüsen teilweise abdrückt und bei Ejakulation für einen schlechteren Verschluss des Blasenhalses sorgt. Drei von vier Männern mit Problemen beim Wasserlassen haben einen schwächeren Spermaausstoß.

Übrigens: Nicht nur, wenn Sie unter Erektionsstörungen leiden, sollten Sie ab dem 45. Lebensjahr Ihre Prostata auf eine gutartige Vergrößerung oder bösartige Veränderungen untersuchen lassen! Weitere Details erfahren Sie im Kapitel zur »Prävention und Vorsorge« ab S. 117.

Andere Grunderkrankungen

Auch schwere Erkrankungen, etwa eine Nierenschwäche (Niereninsuffizienz), können sich auf Hormone, Kreislauf, Nervenfunktion und Energieniveau auswirken. Diese Veränderungen können dann sowohl die Libido als auch die sexuelle Leistungsfähigkeit verringern.

Nachgewiesene (oft sehr erstaunliche) Zusammenhänge mit der Potenz bestehen auch für:

- Lungenemphysem (chronische Überblähung der Lunge)
- obstruktive Schlafapnoe (Atemaussetzer beim Schlafen)
- Leberzirrhose (Schrumpfleber) und nicht-alkoholische Fettleber
- Psoriasis (Schuppenflechte)
- Gicht (erhöhte Harnsäure)
- Morbus Bechterew (versteifende Wirbelsäulenerkrankung)
- Parodontitis (chronische Zahnfleischentzündung)
- Weitwinkelglaukom (Augeninnendruckerhöhung)
- entzündliche Darmerkrankungen wie Colitis ulcerosa oder Morbus Crohn
- Zustand nach Biopsie (Gewebeprobe) der Prostata

Drogen

Machen wir's kurz: Jeglicher Drogenkonsum von Heroin, Kokain, Marihuana, Methadon oder synthetischen Drogen kann die Blutgefäße schädigen, den Blutfluss zum Penis einschränken, die Psyche stören oder den Hormonhaushalt beeinträchtigen. Amphetamine beispielsweise verdoppeln das Impotenz-Risiko![41] Anabolika, wie zu Dopingzwecken eingenommenes Testosteron, führen dazu, dass dem Gehirn vorgegaukelt wird, es gäbe schon genug männliche Hormone im Körper. Die körpereigene Produktion wird dann zurückgefahren. Also: Lassen Sie es besser sein!

Medikamente

Es gibt mehr als 200 Arten von verschreibungspflichtigen Medikamenten, die als Nebenwirkung das Risiko bergen, Potenzstörungen zu verursachen. Einfluss haben können insbesondere Antidepressiva, Antipsychotika oder hormonelle Therapien, wie sie zum Beispiel gegen Prostatakrebs eingesetzt werden.

Die am häufigsten verschriebenen Mittel sind jedoch Blutdrucksenker. Eine Studie an Männern mit Bluthochdruck, die mindestens sechs Monate lang mit Betablockern wie Atenolol, Metoprolol oder Bisoprolol behandelt wurden, zeigte bei fast zwei von drei dieser Patienten das Vorkommen einer erektilen Dysfunktion. Einzig der Wirkstoff Nebivolol scheint einen Vorteil gegenüber den anderen Betablockern zu haben. Nebivolol stimuliert die Freisetzung von Stickoxid (NO) in der Gefäßwand, was zu einer Entspannung der glatten Muskulatur im Schwellkörper führt und eine Erektion des Penis ermöglicht.[42] Mehrere frühere Studien haben eine vorteilhafte Wirkung von sogenannten Angiotensinrezeptorblockern (Sartane) auf die erektile Funktion gezeigt. Daher sollten diese Mittel bei ED-Patienten mit Bluthochdruck bevorzugt eingesetzt werden. Hier lohnt sich eine Rücksprache mit dem Hausarzt!

Überhaupt gilt: Wenn Sie bei der Lektüre dieses Kapitels auch nur einen einzigen Baustein dieses Ursachen-Mosaiks bei sich erkannt haben, nehmen Sie es als Motivation, das abklären zu lassen und: weiterzulesen!

WIE KLAPPT'S?
Der IIEF-5-Fragebogen als Selbsttest zu Erektionsstörungen

Bis hierher haben Sie viel gelesen über die normalen Abläufe und die ursächlichen Zusammenhänge bei der Entstehung einer Erektionsstörung. Bevor wir uns nun gleich in die »Therapie« stürzen, bitte ich Sie, zunächst den aktuellen Stand Ihrer Beschwerden anhand des folgenden international anerkannten Fragebogens zu erheben.[43] Dieser Fragebogen ist für uns Urologinnen und Urologen sowie für Sie selbst ein sehr wichtiges Instrument, um die Stärke der Beschwerden einzuschätzen und die Therapieerfolge während des Trainings im Abstand von einigen Wochen regelmäßig zu verfolgen und zu dokumentieren.

International Index of Erectile Function (IIEF-5)

Die Fragen beziehen sich auf Ihre Erfahrungen innerhalb der letzten vier Wochen.

1. Wie würden Sie Ihre Zuversicht einschätzen, eine Erektion zu bekommen und zu behalten? ☐

fast nicht vorhanden = 1
niedrig = 2
mittelmäßig = 3
groß = 4
sehr groß = 5

2. Wenn Sie bei sexueller Stimulation eine Erektion hatten, wie oft war sie hart genug für eine Penetration? ☐

fast nie = 1
selten = 2
in 50 % der Versuche = 3
meistens = 4
fast immer = 5

3. Wie oft waren Sie bei dem Geschlechtsverkehr in der Lage, nach der Penetration die Erektion aufrechtzuerhalten? ☐

fast nie = 1
selten = 2
in 50 % der Versuche = 3
meistens = 4
fast immer = 5

4. Wie oft waren Sie bei dem Geschlechtsverkehr in der Lage, die Erektion bis zum Ende aufrechtzuerhalten?

fast nie = **1**
selten = **2**
in 50 % der Versuche = **3**
meistens = **4**
fast immer = **5**

5. Wenn Sie versuchten, Geschlechtsverkehr zu haben, wie oft war er befriedigend für Sie?

fast nie = **1**
selten = **2**
in 50 % der Versuche = **3**
meistens = **4**
fast immer = **5**

Summe der Punkte

Auswertung:

22–25 Punkte:	keine erektile Dysfunktion
17–21 Punkte:	leichte erektile Dysfunktion
12–16 Punkte:	leichte bis mäßige erektile Dysfunktion
8–11 Punkte:	mäßige erektile Dysfunktion
Unter 8 Punkte:	schwere erektile Dysfunktion

WIE LÄUFT'S AB?

Interview mit Dr. Laura Elisa Wiemer und Prof. Kurt Miller zur App

Um die Inhalte und das Konzept der App »Kranus Edera« besser kennenzulernen, habe ich ein Interview mit den medizinischen Direktoren von Kranus Health, Frau Dr. Laura Elisa Wiemer und Herrn Prof. Kurt Miller, geführt.

Kurzprofil Dr. med. Laura Elisa Wiemer

- Verantwortet als Medizinische Direktorin bei Kranus Health die Studien zur App
- Mitglied des Spitzenverbandes Digitale Gesundheitsversorgung
- Externe wissenschaftliche Mitarbeiterin der Charité, Berlin
- Als ambulante Fachärztin für Urologie tätig in Berlin

Kurzprofil Prof. Dr. Kurt Miller

- Facharzt für Urologie
- Chief Medical Officer (CMO) und Co-Founder bei Kranus Health
- Langjähriger Direktor der Klinik für Urologie der Charité, Berlin

Wie kam es dazu, dass Kranus Health sich mit dem Thema Potenzstörungen befasst?

MILLER: Die Vision von Kranus Health war von Anfang an, medizinische Lösungen für Männerprobleme zu schaffen, über die nicht oder kaum gesprochen wird. Mit Kranus Edera, der »Potenz-App auf Rezept«, hat Kranus Health nun die erste urologische digitale Gesundheitsanwendung (DiGA) auf den Markt gebracht und eine Versorgungslücke in der Behandlung von Erektionsstörungen geschlossen.

Sie sehen also aktuell eine Unterversorgung bei Erektionsstörungen?

WIEMER: Ja, zum einen, weil Erektionsprobleme nach wie vor ein Tabuthema sind und Männer viel zu selten von ärztlicher Seite darauf angesprochen werden und Betroffene auch oft nicht wissen, an wen sie sich wenden sollen. Zum anderen ist es für Ärztinnen und Ärzte oft schwierig, die umfassenden Empfehlungen der medizinischen Leitlinien umzusetzen. Es fehlt in der Grundversorgung an Zeit, um den Patienten gründlich über seine Erkrankung zu informieren und ihm dann noch die wirksamste Therapie zu organisieren. Dazu kommt, dass die meisten Behandlungen für Erektionsstörungen nicht von den Krankenkassen übernommen werden und als »Lifestyle-Therapie« gelten.

Fällt mit der App nicht die Diagnostik weg?

MILLER: Nein, da Kranus Edera ärztlich verschrieben wird, erfolgt ja eine ärztliche Vorstellung. Ob und welche Diagnostik sinnvoll und wichtig ist, wird die behandelnde Ärztin oder der behandelnde Arzt entscheiden. Durch die Einführung der PDE-5-Hemmer (Viagra) hat die Diagnostik mit Ultraschall, Schwellkörperinjektion etc. ohnehin an Bedeutung verloren, da sie keine unterschiedlichen therapeutischen Konsequenzen nach sich zieht. Wichtig bleibt allerdings eine gründliche Anamnese zu den möglichen Grunderkrankungen und Risikofaktoren, wofür im Alltag oft die Zeit fehlt. Ich empfehle unbedingt jedem Patienten mit Erektionsproblemen, sich ärztlich vorzustellen, da eine erektile Dysfunktion auch mit anderen Krankheiten assoziiert sein kann.

Was bietet die Potenz-App Kranus Edera? Wie ist der Behandlungsansatz?

MILLER: Kranus Edera ist eine App zur ganzheitlichen, kostenfreien Behandlung von Erektionsstörungen auf Rezept. In der App durchlaufen Männer ein Therapieprogramm über zwölf Wochen, um die zugrunde liegenden Ursachen von Erektionsstörungen zu behandeln. Das heißt, es gibt verschiedene Therapiebausteine, denn eine Erektionsstörung ist eine multidimensionale Erkrankung, die aus dem Zusammenspiel verschiedener organischer, psychischer und partnerschaftlicher Faktoren entsteht. Der Behandlungsansatz ist daher multimodal und ganzheitlich. Die Therapie in der App beruht auf den Empfehlungen der medizinischen Leitlinien.

Wie läuft das Programm konkret ab?

WIEMER: Es gibt Übungen, die man täglich machen sollte, so wie das Beckenbodentraining, und Übungen, die nur wöchentlich auf dem Plan stehen, wie die physiotherapeutischen und mentalen Übungen sowie das kardiovaskuläre Training. Jede Woche ändert sich das Programm ein wenig und wird natürlich auch ein wenig schwerer. Ab Woche 4 kommen auch sexualtherapeutische Inhalte hinzu. Weiterhin gibt es noch die Wissenssektion, hier gibt es für jede Woche ein Oberthema, welches behandelt wird. So erhält man jeden Tag interessante Informationen, aber es überfrachtet einen nicht. Natürlich kann man für sich selbst auch einen Fokus setzen. Wenn zum Beispiel psychische Faktoren im Vordergrund stehen, öfter die mentalen Übungen machen.

Kann man die Therapie individualisieren?

WIEMER: Vor Teilnahme am Therapieprogramm durchläuft man eine medizinische Anamnese, beantwortet also Fragen zum Gesundheitszustand und seinem individuellen Fitnesslevel. Der Trainingsplan wird dann darauf zugeschnitten. Weiterhin kann man nach den Übungen Rückmeldung geben, wie schwierig man diese einschätzt. Je nach Antwort wird dann das Programm leichter oder schwerer. So passt sich die Therapie individuell an jeden Patienten während des Teilnahmezeitraums an.

Es werden auch nicht-urologische Aspekte wie mentales Training und Sexualtherapie abgedeckt?

WIEMER: Ich empfinde diese tatsächlich auch als urologische Aspekte. Fast jeder Mann mit einer erektilen Dysfunktion wird merken, dass dieser Zustand seine Psyche beeinflusst. Und oft ist es auch so, dass eine »rein psychische« Erektionsstörung organische Komponenten aufweist. Es gibt hier kein Schwarz und Weiß. Die zugrunde liegenden Ursachen vermischen sich, es entsteht ein Grauton. Wenn man einmal in die Situation gekommen ist, keine Erektion zu bekommen, entsteht beim nächsten Mal eine Erwartungsangst, was wiederum die Erektion verhindert oder erschwert. So entsteht ein Teufelskreis. Die mentalen Übungen zielen darauf ab, dass man die innere Ruhe findet. Wichtig für ein erfülltes Sexualleben ist aber auch, ob man sich im eigenen Körper wohlfühlt, sowie der partnerschaftliche Umgang mit Sexualität.

Und das alles geht auch digital?

WIEMER: Wir nutzen mit digitalen Gesundheitsanwendungen das Potenzial einer Behandlung, die immer und überall verfügbar ist. Digital ist eigentlich nur das Medium, über das die Therapieinhalte vermittelt werden, und dieses Medium, also das Smartphone oder Tablet, hat viele Vorteile. Gerade bei Erkrankungen, bei denen es um einen gesunden Lebenswandel und um regelmäßiges Training geht. Weiterhin können so verschiedene Therapiemaßnahmen gut kombiniert werden, was sonst im Alltag sehr aufwendig wäre. Auch für die Vermittlung von Wissen ist eine digitale Anwendung, auf die man immer wieder Zugriff hat, optimal. So kann man Gelesenes und Gelerntes bei Bedarf wieder aufrufen und sich in Erinnerung bringen.

In der Pilotstudie zur Kranus-Edera-App konnte auch eine Zunahme der »Patientenaktivierung«, gemessen am sogenannten PAM-Score, festgestellt werden. Der Patient-Activation-Measure (PAM)-13 ist ein Fragebogen, um die sogenannte »patient activation« oder Patientensouveränität zu erfassen, also das Ausmaß, in welchem sich ein Patient aktiv an der Gestaltung seiner Behandlung beteiligt. Hier zeigte sich, dass die Teilnehmer sich besser über ihre Erkrankung informiert und eigenmächtiger fühlten. Sie verstehen, dass sie selbst einen aktiven Part in ihrer Behandlung übernehmen müssen, und fühlen sich befähigt, die Behandlung auch in schwierigen oder stressigen Situationen fortzuführen.

Sind die Inhalte denn wissenschaftlich fundiert und leitlinienbasiert?

MILLER: Die Datenlage zur Verbesserung der ED durch kardiovaskuläres Training bzw. Beckenbodenübungen ist eindeutig auf hohem Evidenzniveau. Die Frage war natürlich, ob sich dieser Ansatz »digitalisieren« lässt. Die ersten Ergebnisse mit Edera bestätigen das. Bisher war es schwierig, die Empfehlungen der medizinischen Leitlinien umzusetzen. Die App macht die Umsetzung einfach. Die jeweiligen Inhalte sind durch große wissenschaftliche Studien, sogenannte Metaanalysen, geprüft. Außerdem führt Kranus Health regelmäßig klinische Wirksamkeitsstudien durch.

Und wie konnten Sie die Zulassungsbehörde überzeugen?

MILLER: DiGAs unterscheiden sich von anderen Gesundheits-Apps, die man frei im App Store oder Play Store runterladen kann, dadurch, dass sie ein strenges Prüfverfahren durchlaufen müssen. Die zuständige Behörde ist das Bundesinstitut für Arzneimittel und Medizinprodukte (BfArM), das auch für die Zulassung aller nicht-digitalen Medizinprodukte zuständig ist. Um zugelassen zu werden, müssen die Gesundheitsanwendungen als Medizinprodukt mit niedrigem Risiko CE-zertifiziert sein, sie müssen eine medizinische Indikation haben und den hohen Datenschutzanforderungen standhalten. Weiterhin muss man zeigen, dass die Anwendung sogenannte »positive Versorgungeffekte« hat. Diesen Anforderungen konnten wir gerecht werden.

Kam es tatsächlich zu einer Verbesserung von Erektion und Lebensqualität?

WIEMER: Wir konnten in einer systematischen Datenanalyse zeigen, dass die Mehrzahl der Patienten eine signifikante Verbesserung der Erektion erlangte. Bei 96 % aller Männer kam es zu einer Verbesserung, fast 30 % hatten definitionsgemäß keine Erektionsstörung mehr. Weiterhin zeigte sich, dass 93 % der Nutzer eine Verbesserung der Lebensqualität berichteten. Zudem stieg die Patientensouveränität. Das heißt, Patienten fühlten sich nach der Therapie sicherer, was ihre Erkrankung anging. Um die sehr guten bisherigen Ergebnisse weiter zu bestätigen, wird 2022 eine große Studie in Zusammenarbeit mit der Uniklinik Münster durchgeführt.

Kann Edera auch mit Viagra kombiniert werden?

MILLER: Ja, klinische Studien zeigen, dass beide Therapieverfahren kombiniert werden und sogar synergistisch wirken können.

Übernehmen die Kostenträger die Behandlung?

WIEMER: Eigentlich übernehmen die Kassen kaum Maßnahmen zur Behandlung von Erektionsproblemen. Die Patienten zahlen in der Regel für Pillen, Spritzen und meistens auch mechanische Hilfsmittel selbst. Die App hingegen wird bei entsprechender Verordnung vollständig von den gesetzlichen Kassen und in den meisten Fällen auch von den privaten Krankenversicherungen übernommen.

Und wie kommt der Patient an die App?

WIEMER: Ganz einfach: Man registriert sich auf der Homepage von Kranus Health unter *www.kranushealth.com.* Das Serviceteam nimmt dann Kontakt auf und hilft, einen DiGA-Code bei der Krankenkasse zu beantragen. Dafür benötigt man ein Rezept, das man sich von allen Ärzten oder Ärztinnen verschreiben lassen kann, die die Diagnose erektile Dysfunktion stellen können. Die App bekommt man dann wie jede andere App über den Play Store oder den App Store des Handys oder Tablets. Und dann kann es losgehen mit der App-Therapie.

TEIL II: Die fünf Säulen

Steigen wir nun ein in diesen multimodalen Therapieansatz aus Beckenbodentraining, kardiovaskulärem Training, physiotherapeutischen Übungen, mentalen und sexualtherapeutischen Übungen und beginnen im wörtlichen Sinne mit dem Grundlegendsten, dem Beckenboden.

SÄULE 1: HALTEKRAFT, DIE HÄRTE SCHAFFT

Der Beckenboden

Anatomie des Beckenbodens

Der Beckenboden ist eine mehrschichtige Platte aus Muskeln und Bindegewebe, die den Bauchraum nach unten abschließt. Diese Muskelplatte spannt sich wie ein Netz zwischen den Knochen des Beckens auf. So hat der Beckenboden die Form eines nach oben offenen flachen Trichters. Die Muskeln ziehen dabei in drei verschiedenen Schichten fächerartig übereinander zwischen dem Schambein vorne, dem Steißbein hinten und den Sitzbeinen seitlich. Der vordere und unterste Teil umschließt dabei den Penis schlingenartig und ist vor allem für die Sexualität wichtig. Die mittlere Schicht umgibt den Blasenhals und verschließt den vorderen Teil des Beckens quer. Sie hilft dabei, den Urin zu halten. Der innerste und hintere Anteil umschließt den After. Es gibt Durchlassöffnungen für die Harnröhre vorne und den Darmausgang hinten, zudem treten viele Nerven und Gefäße in den Beckenboden ein.

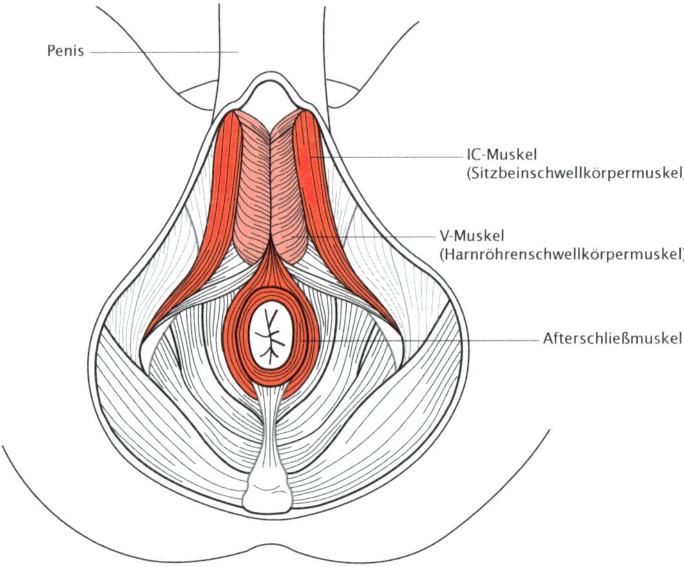

Aufgaben des Beckenbodens

Der Beckenboden ist so aufgebaut und ausgerichtet, dass er den angrenzenden Organen guten Halt gibt. Und das muss er auch, schließlich lastet im Stehen das gesamte Gewicht des Bauchraumes auf ihm. Dieser Druck erhöht sich logischerweise noch bei Übergewicht. Bei plötzlichen Belastungen wie Niesen hält der Beckenboden reflexartig dagegen. Durch ein Anspannen beispielsweise beim Heben, Husten oder Lachen stabilisiert er und verhindert dadurch den unwillkürlichen Austritt von Urin.

Beckenboden, Schließmuskelapparat und Harnröhre sind bei Frauen und Männern sehr unterschiedlich angelegt. Bei Frauen ist das Becken im Durchmesser deutlich breiter als bei uns Männern und somit eher den Einflüssen der Schwerkraft ausgesetzt. Der Beckenboden der Frau hat zudem drei eng beieinanderliegende Durchtrittsstellen (und folglich Schwachstellen) für Harnröhre, Scheide und Enddarm, während beim

Mann nur vorne die Harnröhre und hinten der Enddarm durchtreten. Das männliche Becken ist schmaler als das der Frau und die Muskulatur oft dicker und fester. Bei uns Männern ist die Harnröhre mit 20–25 cm deutlich länger. Sie verläuft durch den Penis bis zur Eichel und weist mehrere Krümmungen und Engstellen auf, was Probleme mit Urinverlust unwahrscheinlicher macht. Aber auch Männer sind vor einer Harninkontinenz nicht geschützt. Insbesondere Operationen an der Prostata können Ursache einer Inkontinenz sein. Bei schwerem Heben, bei Niesen, Husten oder Lachen kommt es dann zu plötzlichem Urinverlust.

Der Beckenboden ist aber nicht nur wichtig beim Einhalten von Stuhlgang und Urin, sondern durch eine Entspannung der Muskulatur auch für die Entleerung von Darm und Blase. Er schützt die inneren Organe vor einer Absenkung. Ohne den Beckenboden würde die Schwerkraft dafür sorgen, dass Organe wie Prostata, Blase oder Darm nach unten rutschen. Und, na klar, die wichtigste Beckenboden-Funktion ist folgende: Bei einer Erektion füllen sich die Schwellkörper des Penis mit Blut. Gleichzeitig werden Blutgefäße, die aus den Schwellkörpern kommen, im Bereich des Beckenbodens zusammengedrückt und auf diese Weise der Rückfluss des Blutes erschwert. So kann die Erektion länger und kräftiger erhalten bleiben.[44]

Wenn wir vom Beckenboden sprechen, meinen wir damit jedoch keine isolierte Muskelgruppe. Der Beckenboden ist mit Beinen, Rücken und Bauch verbunden und hat dadurch eine große Bedeutung für die Ausrichtung von Wirbelsäule und Rumpf. Er stabilisiert unsere gesamte Körperhaltung und die koordinierte Bewegung. Dadurch wirkt ein gesunder Beckenboden sich folglich auch positiv auf Rückenbeschwerden aus. Umgekehrt kann eine falsche Haltung zu vermehrtem Druck auf den Beckenboden führen. Jede Krafteinwirkung von oben kann den Beckenboden schwächen. Starke Belastungen zum

Beispiel durch zu schweres Heben (auch von Gewichten im Fitnessstudio) oder durch eine dauerhafte Druckbelastung, wie beim Radfahren mit einem zu harten Sattel, schädigen die Muskulatur und die im Dammbereich verlaufenden Nerven. Übergewicht, Verstopfung oder chronischer Husten üben ständig vermehrten Druck auf den Beckenboden aus. Und – wir erinnern uns: Im Alter nehmen ohnehin die Elastizität der Gewebestrukturen sowie die Muskelspannung ab.

Achten Sie daher immer auf Ihr Gewicht und eine gute Körperhaltung. Vermeiden Sie starke Beanspruchung des Beckenbodens und des Rückens durch schweres und nicht rückenschonendes Heben und spannen Sie beim Heben den Beckenboden vorsorglich an. Wie das geht, erfahren Sie sofort …

Wo finde ich meinen Beckenboden und wie aktiviere ich ihn?

Bevor Sie mit Übungen anfangen können, müssen Sie Ihren Beckenboden erst einmal wahrnehmen und kennenlernen. Für eine Muskulatur, die Sie nicht sehen können, brauchen Sie eindeutige Bilder im Kopf, damit Sie wissen, was und wie Sie trainieren müssen, um Ihren Beckenboden anzusprechen. Sie können ihn auch ertasten: Legen Sie zwei Finger zwischen Hodensack und Anus. Wenn Sie die Muskeln anspannen, spüren Sie, dass sich da unten etwas aufspannt. Innerhalb der Beckenboden-Muskelplatte können Sie sogar einzelne Muskeln trainieren. Auch dafür gibt es in der App einfache und klar verständliche Anleitungen. Der Afterschließmuskel beispielsweise wird angesprochen durch die Vorstellung, einen »Pups« einzuhalten.

Für die Potenz und den Erhalt einer Erektion sind besonders die vorderen Muskeln der Beckenbodenplatte bedeutsam: der sogenannte V-Muskel (in der Fachsprache Musculus bulbospongiosus) und der IC-Muskel (Musculus ischiocavernosus), der Sitzbeinschwellkörpermuskel (siehe Abbildung auf S. 48). Diese beiden Muskeln des äußeren Beckenbodens können Sie im Verbund trainieren. Versuchen Sie einmal, beim Urinieren Ihren Harnfluss zu stoppen. Sie stehen beispielsweise vor einem Urinal zum Wasserlassen und halten währenddessen immer wieder den Strahl ein. Wichtig: Nur einmal zum Testen ausprobieren, sonst immer nur vorstellen und nie wirklich bei jedem Wasserlassen den Strahl unterbrechen, denn das mag Ihre Blase gar nicht! Wenn Sie nun spüren, wie sich im Bereich des Afters und des Hodens etwas anspannt und zusammenzieht, haben Sie die richtige Beckenbodenmuskulatur gefunden!

Kleine Motivationshilfe am Rande: Im Urogenitaltrakt des Mannes und im Beckenboden gibt es besonders viele Testosteronrezeptoren, was natürlich zum einen bedeutet, dass Sie möglichst für einen gesunden Testosteronspiegel sorgen sollten, was aber auch heißt, dass diese Muskulatur besonders gut auf ein Muskeltraining ansprechen wird. Sie erinnern sich: Mit Testosteron wachsen Muskeln besonders gut.[45]

Einfache Alltagsübungen

Jede Bewegung wie ein Vor- und Zurückkippen des Beckens im Sitzen, Beckenheben in Rückenlage oder Beinheben in Bauchlage trainiert den Beckenboden und die Potenzmuskulatur. Versuchen Sie auch, das Training in Ihren Alltag einzubauen. Beispielsweise im Büro oder während des Einkaufens. Stellen Sie sich leicht auf die Zehenspitzen, halten Sie den »Pups« oder unterbrechen Sie gedanklich den Harnstrahl. Atmen Sie ein paarmal ein und wieder aus. Anspannen und lösen, und das in der Wiederholung für 30 Sekunden. Beginnen Sie aber langsam und halten die Spannung am Anfang nur für wenige Sekunden! Für App-Nutzer gibt es einen speziellen

Beckenbodentrainer, der unterschiedliche Intervalle durch haptische Signale wie ein Vibrieren des Displays vorgibt, um das Training zu erleichtern. Weiterhin werden Schnellkraft und Haltekraft trainiert.

Alle Muskeln im Körper brauchen auch immer wieder Erholungsphasen, da sie sonst zu Verspannung neigen. Muskuläre Verspannungen gehen mit Elastizitätsverlust und Muskelschwund einher und können sogar starke Schmerzen verursachen. Daher ist es wichtig, die Muskeln nach der Anspannung immer wieder gezielt zu lockern und ihnen Pausen zur Regeneration zu geben. Schon einfache Lockerungsübungen wie Hüftkreisen oder Achtsamkeitsübungen können dabei helfen.

Beckenboden-Tipps für den Alltag:

Achten Sie auf eine gerade Körperhaltung und bleiben Sie auch beim Husten, Niesen, Lachen aufrecht.

Pressen Sie nicht beim Wasserlassen oder beim Stuhlgang, aber spannen Sie den Beckenboden nach jedem Toilettenbesuch einmal kräftig an.

Achten Sie auf rückengerechtes Bücken und Tragen: Gehen Sie mit aufrechtem Rücken und gebeugten Knien nach unten in die Hocke – und nicht, indem Sie den Rücken beugen und die Knie gestreckt lassen. Atmen Sie beim Anheben einer schweren Last gleichzeitig aus. Halten Sie große Gewichte immer nahe am Körper.

Tragen Sie keine einengende Kleidung um den Bauch.

Hier vier einfache Übungen, die Sie leicht erlernen und zu Hause durchführen können. Für jede Übung sind 8–10 Wiederholungen vorgesehen:

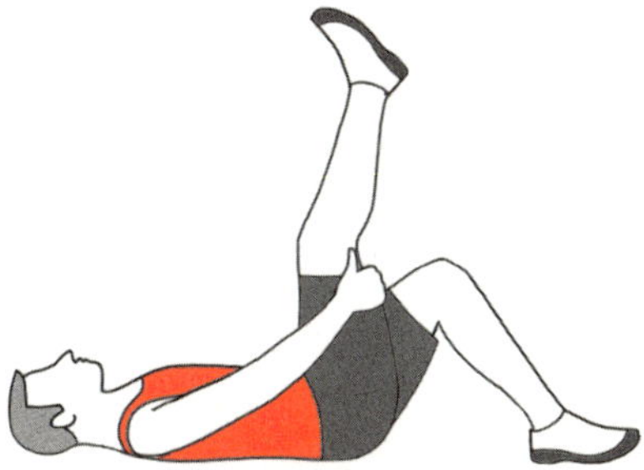

Auf dem Rücken liegend umfassen Sie ein Bein und strecken es in Richtung Decke, das andere Bein bleibt angewinkelt am Boden stehen. Ziehen Sie nun das gestreckte Bein mit einer leicht federnden Bewegung mehrmals zu sich heran und geben dabei im unteren Rücken und am hinteren Oberschenkel nach.

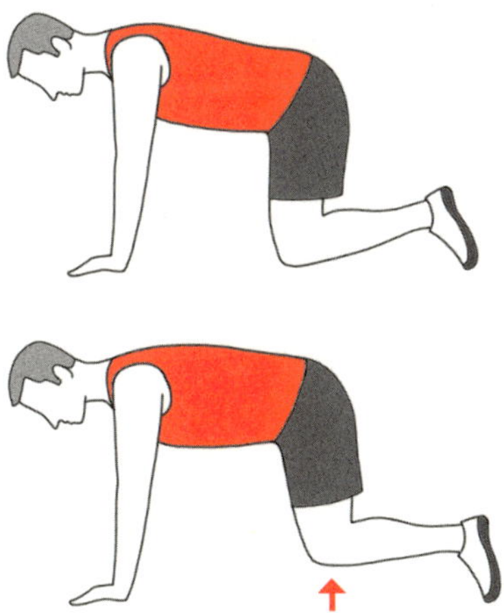

Begeben Sie sich in den Vierfüßler-Stand. Spannen Sie den Beckenboden an und verlagern den Druck von den Knien in Richtung Füße. Heben Sie nun Ihre Knie leicht vom Boden ab.

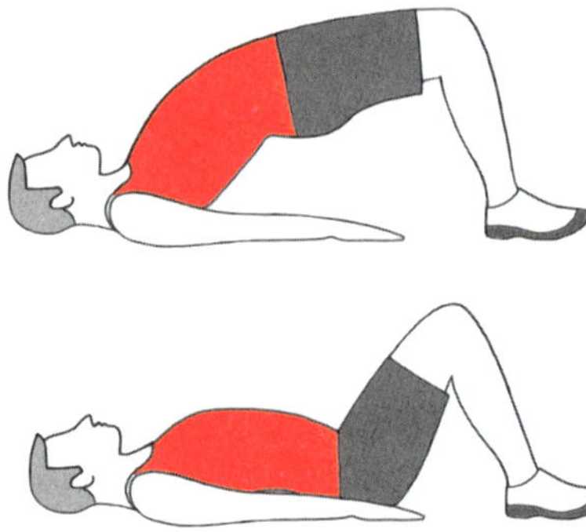

Legen Sie sich auf den Rücken und legen Sie Ihre Arme ausgestreckt neben Ihren Körper. Winkeln Sie die Knie an und stellen Sie die Füße auf. Heben und senken Sie nun Ihr Becken abwechselnd langsam.

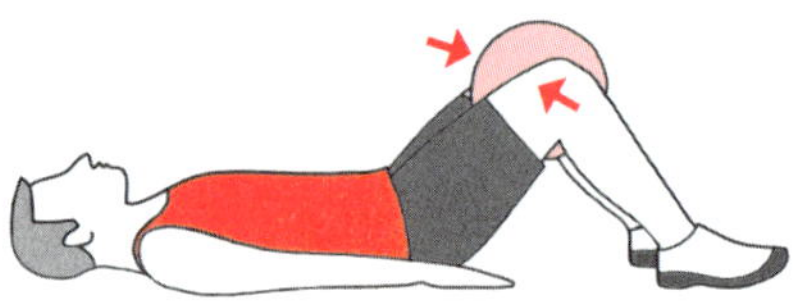

Auf dem Rücken liegend stellen Sie die Beine angewinkelt auf. Stecken Sie nun einen weichen Ball oder ein Kissen zwischen die Knie. Drücken Sie mit den Knien einige Sekunden lang gegen den Ball und lösen dann die Spannung wieder.

Beckenboden und Prostata

Die Prostata liegt beim Mann unterhalb der Blase und umschließt die Harnröhre. Bei einer Vergrößerung der Prostata werden die Harnröhre und der Blasenausgang zunehmend eingeengt. Dies kann die Entleerung der Blase erschweren. Die Blase muss immer größere Kraft aufwenden, um den Urin gegen einen höheren Widerstand auszupressen. Die Folge ist dann oft ein schwacher Harnstrahl, aber auch, dass die Blase nicht richtig entleert wird. Durch diesen Rest-Urin kann es zu einer Reizung der Blase mit häufigem Wasserlassen kommen. Unwillkürliche Blasenkontraktionen können einen plötzlichen Harndrang und auch unfreiwilligen Urinverlust verursachen. Dann spricht man von einer Dranginkontinenz. Auch durch eine dauerangespannte Beckenbodenmuskulatur kann sich ein erhöhter Widerstand entwickeln. Oft äußert sich dies in chronischen Schmerzen im Bereich der Prostata und im Beckenbereich. Beckenbodentraining fördert hier die Wahrnehmung der eigenen Muskulatur und erhöht die Durchblutung der Beckenregion. Durch gezielte Entspannung können Sie einer solchen Verkrampfung entgegenwirken. Symptome einer Reizblase werden so oft abgemildert.

Beckenboden und vorzeitiger Samenerguss

Der Beckenboden ist nicht nur an der Erektion beteiligt, sondern er kontrahiert sich auch beim Orgasmus und hilft so beim Samenerguss. Etwa ein Drittel aller deutschen Männer leidet unter einem vorzeitigen Samenerguss, auch Ejaculatio praecox genannt. Definiert ist der vorzeitige Samenerguss durch eine Ejakulation, die in weniger als drei Minuten nach dem Einführen des Penis erfolgt. Dabei ziehen sich die beiden erwähnten Potenzmuskeln, der Musculus bulbospongiosus und der Musculus ischiocavernosus zusammen. Sind diese gut trainiert, können Männer den Samenerguss hinauszögern. Beckenbodentraining kann somit helfen, den Ejakulationsreflex besser zu kontrollieren, und für ein längeres Durchhaltevermögen sorgen.[46] Weiterhin stärkt das Beckenbodentraining die Muskeln und Faszien im kleinen Becken, erhöht die Durchblutung von Penis und Hoden und ist dadurch förderlich für die sexuelle Empfindung.

Was bringt Beckenbodentraining?

Sie mögen nun einwenden: In der Theorie ist das ja alles gut und schön, aber gibt es dafür auch wissenschaftliche Beweise? Die Antwort lautet: Ja!

Eine Studie untersuchte 55 Männer, die seit mehr als sechs Monaten unter erektiler Dysfunktion litten. Die Männer wurden entweder mit Beckenbodentraining und Biofeedback plus Lebensstiländerungen behandelt oder nur zu Lebensstiländerungen beraten. Anmerkung: Der Begriff Biofeedback beschreibt Verfahren, bei denen durch technische Hilfsmittel eine Rückmeldung über normalerweise unbewusst ablaufende Vorgänge im Körper gegeben wird. So kann man beispielsweise die Aktivität der Beckenbodenmuskeln durch ein sogenanntes Elektromyogramm (EMG) messen. Die Ergebnisse waren eindeutig: Nach drei Monaten war die Erektionsfähigkeit der Männer in der Behandlungsgruppe signifikant besser als jener in der Kontrollgruppe.[47]

In einer belgischen Studie an 51 Männern mit Potenzstörungen erlangte fast die Hälfte (47 %) nach der Behandlung mit Beckenbodenübungen wieder eine normale Erektion, ein weiteres Viertel zeigte zumindest eine Besserung![48] Auch andere Übersichtsarbeiten kommen zu ermutigenden Ergebnissen.[49] Eine Zusammenfassung von zehn Studien mit täglichen Beckenbodenübungen zeigte bei allen Studien vergleichbare Verbesserungen und Heilungsraten der Potenzstörungen.[50]

Insbesondere bei Männern, die ein Problem mit einem verstärkten Blutabfluss haben, scheint das Training vorteilhaft zu sein. So konnte eine Studie an 150 Patienten mit erektiler Dysfunktion durch verstärkten Blutabfluss zeigen, dass die früher gelegentlich durchgeführte Venenverschlussoperation einem Training nicht überlegen war und dass 42 % mit dem Ergebnis ausreichend zufrieden waren.[51]

Diese Belege aus der wissenschaftlichen Literatur zeigen: Beckenbodentraining ist eine wirksame, nicht-invasive, einfache und kostengünstige Option, die unbedingt in der ersten Therapielinie eingesetzt werden sollte.[52, 53] Regelmäßiges Beckenbodentraining führt zu festeren und härteren Erektionen – und Sex wiederum trainiert die Beckenbodenmuskeln. Immer natürlich vorausgesetzt, Sie sind motiviert und führen das Training regelmäßig und langfristig durch! Aber das tun Sie als Buch-Leser und App-Nutzer ja ohnehin, oder? Wenn Sie versuchen, ein alltägliches Ritual daraus zu machen, dann wird das Training genauso zur Gewohnheit wie Zähneputzen oder Haarekämmen. Ihr Beckenboden und Ihre Potenz werden es Ihnen danken!

SÄULE 2: MIT BEWEGUNG ZUR ERREGUNG

Herz-Kreislauf-Training

Ein Lebensstil ohne viel Bewegung ist heutzutage eher die Regel als die Ausnahme geworden. Ob bei der Arbeit, unterwegs im Auto oder zu Hause vor dem Fernseher – langes Sitzen und die daraus resultierende körperliche Inaktivität fahren den Stoffwechsel runter und sind schlecht für Ihre Gesundheit. Übergewicht, Durchblutungsstörungen und eine stetige Abnahme der körperlichen und motorischen Fähigkeiten sind die Folge. Unter den Aspekten einer ungesunden Lebensweise ist eine körperliche Inaktivität der wichtigste Risikofaktor für die Entstehung der erektilen Dysfunktion.[54] Diese Entwicklung wurde durch die Corona-Pandemie und die Vielzahl an Homeoffice-Arbeitsplätzen sicher noch potenziert. Mögliche Folgen von Bewegungsmangel sind Bluthochdruck und eine Zuckerkrankheit, wodurch sich wiederum eine sogenannte Mikroangiopathie entwickeln kann, also eine Schädigung der kleinsten Blutgefäße, wie sie auch im Schwellkörper des Penis vorhanden sind. Die Auswirkungen von Übergewicht und Bauchfett auf die Potenz habe ich ja bereits ausführlich dargestellt.

Sport wirkt!

Dabei hätte Bewegung erhebliche gesundheitliche Vorteile für Herz, Körper und Geist. Kurz zusammengefasst kann man sagen: Mit Sport leben Sie mehrere Jahre länger! Menschen, die nicht ausreichend aktiv sind, haben ein um 20–30 % erhöhtes Todesrisiko im Vergleich zu Menschen, die sich viel bewegen.[55] Weltweit könnten bis zu 5 Millionen (!) Todesfälle pro Jahr abgewendet werden, wenn die Bevölkerung aktiver wäre. Fast alle Organsysteme werden durch Sport angekurbelt. Die Effekte sind vielfältig und auch gut dokumentiert.[56] Die Bedeutung körperlichen Trainings können Sie gar nicht hoch genug einschätzen. Wenn wir die einzelnen Aspekte im Detail betrachten, können wir bilanzieren:

Regelmäßiges Training

- reguliert den Blutdruck
- vermindert das Risiko für Schlaganfälle und Herzinfarkte[57]
- senkt das Krebsrisiko
- wirkt durch eine Erhöhung der Empfindlichkeit auf das Hormon Insulin der Entwicklung einer Zuckerkrankheit (Diabetes mellitus) entgegen
- ist vorteilhaft für den Bewegungsapparat (Vorbeugung von Osteoporose und Gelenkerkrankungen, Verbesserung des Gleichgewichts und der Körperbeherrschung, Vorbeugung von Verletzungen durch Stürze oder Unfälle)[58]
- optimiert den Fettstoffwechsel und führt zu einer Gewichtsabnahme
- reduziert chronische Entzündungszustände

Sport ist das am besten wissenschaftlich abgesicherte Anti-Aging-Programm, das existiert. Und der – natürlich – wichtigste Aspekt im Kontext dieses Buches ist folgender: Regelmäßige körperliche Aktivität ist von grundlegender Bedeutung, wenn es darum geht, dem Auftreten einer erektilen Dysfunktion früh entgegenzuwirken.[59] Eine Zusammenschau mehrerer Studien bestätigt, dass überdurchschnittliche körperliche Aktivität vor Impotenz schützen und sogar die beginnende Entwicklung einer Potenzstörung wieder umkehren kann.[60]

Auch bei scheinbar gesunden Männern, die aber kardiovaskuläre Risikofaktoren wie Bluthochdruck, Diabetes oder Fettstoffwechselstörungen haben, ist mit hochintensiver körperlicher Aktivität ein abnehmendes Risiko für eine erektile Dysfunktion verbunden. Sie sehen: Insbesondere »Herzpatienten« profitieren.[61] Wenn man mehrere Studien mit fast 500 Teilnehmern mit Risikofaktoren des Herz-Kreislauf-Systems zusammenfasst, werden statistisch signifikante Verbesserungen des IIEF-Scores (siehe S. 36 ff.) um über 4 Punkte gefunden![62] Wenn dann noch eine stabile Paarbeziehung und ein hohes Bildungsniveau hinzukommen, ist der Schutz noch höher.[63]

Die positiven Effekte auf das Sexualleben treten auf mehreren Ebenen ein: Eine Studie untersuchte bei 75 übergewichtigen Männern die Auswirkungen von Sport auf die Sexualfunktion, auf den Testosteronspiegel, auf Symptome beim Wasserlassen, auf die Funktion der Blutgefäße sowie auf die Lebensqualität. Eine Erhöhung der Trainingsdauer war hierbei nicht nur mit einer Verbesserung des IIEF-Scores, sondern auch mit einer Verringerung des Gewichts und des Taillenumfangs sowie mit einer Steigerung des gesamten und freien Testosterons verbunden.[64]

Und noch eine gute Nachricht obendrauf: Zu körperlicher Aktivität gehört schließlich auch Sex selbst. Er ist gut für Herz und Kreislauf, und Herz-Kreislauf-Gesundheit bedeutet wiederum eine gute sexuelle Gesundheit! Der einfachste und angenehmste Weg, seine Sexualfunktion zu erhalten, ist demnach, Sex zu haben. Sex erhöht Ihren Testosteronspiegel und dieser wiederum steigert Ihre Libido. Ein sich selbst verstärkender positiver Zyklus. Bleiben Sie sexuell aktiv – use it or lose it!

Vielleicht fürchten manche von Ihnen, Geschlechtsverkehr sei eine maximale Belastung für Herz und Kreislauf, und Sie haben deshalb Angst vor einem plötzlichen Herztod – sozusagen vor einem Exitus während des Koitus? Keine Sorge! Richtig ist zwar, dass Sex eine körperliche Beanspruchung darstellt, bei der der Sauerstoffbedarf Ihres Körpers steigt und der Puls sich auf etwa 120 Schläge pro Minute erhöhen kann. Studien zeigen aber auch, dass diese Belastung allenfalls mit ganz alltäglichen Aktivitäten wie flottem Gehen oder gemächlichem Radfahren vergleichbar ist. Sex ist also definitiv ein gutes Training und wirkt sich positiv auf das Herz aus. Er wirkt regulierend auf den Blutdruck in Stresssituationen. Wissenschaftler untersuchten fast 1000 Männer zwischen 45 und 59 Jahren und kamen zu dem Ergebnis, dass Männer mit mindestens zwei Geschlechtsakten pro Woche weniger Herzinfarkte hatten als Männer mit weniger als einmal Sex pro Monat.[65] Rein medizinisch gesehen sind schon Alltagstätigkeiten wie Gartenarbeit, Treppensteigen, Holzhacken, Schneeschippen oder Joggen viel belastender fürs Herz als der heimische Geschlechtsverkehr. Und wer trotzdem noch Bedenken hat, kann folgenden Hinweis beachten: Sex in Rückenlage ist für das Männerherz am wenigsten anstrengend.

Und die Liste der Vorteile geht noch weiter: Bewegung wirkt sich positiv auf unser Gehirn und die Denkleistung aus. Nicht ohne Grund kommen einem beim Spazierengehen oft die besten Einfälle. Studien konnten zeigen, dass sich die Konzentrationsfähigkeit erhöht. Weiterhin entwickeln körperlich aktive Menschen seltener eine Demenz. Untersuchungen haben gezeigt, dass Menschen, die in der Lebensmitte regelmäßig Sport treiben, ein um 30–40 % niedrigeres Risiko haben, in späteren Jahren eine Demenz zu bekommen.[66] Auch bei Patienten mit einer bereits beginnenden Demenz wirkt sich körperliche Aktivität positiv auf die geistige Leistungsfähigkeit aus. Es gibt sogar ein Gehirnareal, das dem Verfall besonders gut widerstehen kann: der sogenannte Hippocampus, der für Lernen, Orientierung sowie das Kurz- und Langzeitgedächtnis wichtig ist. Dieser kann auch noch im höheren Alter durch Bewegung und geistige Herausforderungen dazu gebracht werden, neue Nervenzellen zu bilden und sogar messbar zu wachsen.[67]

Und nicht zuletzt fördert regelmäßige Bewegung auch die psychische Gesundheit. Studien konnten belegen, dass körperliche Aktivität die Entstehung von Depressionen und Angstzuständen reduziert.[68] Umgekehrt haben Menschen, die sich wenig bewegen, ein größeres Risiko, eine Depression zu entwickeln. Die Erklärung: Beim Sport schüttet der Körper Endorphine und andere sogenannte »Glückshormone« wie Serotonin, Adrenalin und Dopamin aus. Bewegung hebt die Stimmung, bessert die geistige Leistung und hemmt sogar die Schmerzwahrnehmung. Und, na klar, eine verbesserte Selbstwahrnehmung des eigenen Körpers führt natürlich auch zu allgemeinem Wohlbefinden, mehr Selbstvertrauen und somit letztlich auch zu besserem Sex.

Moderate Aktivität

Wenn Sie nun überzeugt und motiviert sind, gehen wir weiter ins Detail: Wie viel Bewegung empfehle ich Ihnen konkret? Wenn man alle Studien der Jahre 2006 bis 2016 zum Thema erektile Dysfunktion aufgrund von körperlicher Inaktivität, Fettleibigkeit, Bluthochdruck, metabolischem Syndrom und Herz-Kreislauf-Erkrankungen zusammen betrachtet, kommt man zu dem Schluss, dass ein wöchentliches Training von mindestens **160 Minuten** zur Verringerung von Erektionsproblemen bei Männern mit ED beiträgt.[69] Auch die Anleitungen im Trainingsprogramm der App sind auf den Empfehlungen der Weltgesundheitsorganisation (WHO) aufgebaut: Demnach ist eine Mindestanforderung von **drei Trainingseinheiten von je circa einer Stunde pro Woche** notwendig, um ausreichende gesundheitliche Effekte zu erzielen. Vier Stunden sportliche Aktivität pro Woche erhöhen zudem den Testosteronspiegel und verbessern auf diese Weise zusätzlich die Erektion![70] Aber Achtung: Darüber hinaus könnte es zu einem »Auspowern« kommen. Es ist bekannt, dass sehr intensiver Ausdauersport den Testosteronwert sogar absacken lässt.[71]

Konkret empfiehlt die WHO Erwachsenen also mindestens 150–300 Minuten moderate Aktivität oder 75–150 Minuten intensive Aktivität pro Woche.[72] Aber was bedeutet »moderate Aktivität«? Es hat sich gezeigt, dass Übungen im sogenannten aeroben Bereich am effektivsten sind.[73] Damit trainieren Sie so, dass den Muskeln jederzeit noch genügend Sauerstoff zur Verfügung steht. Gemeint ist damit ein Ausdauertraining mittlerer Intensität im Bereich von 60–80 % Ihrer maximalen Herzfrequenz über eine Dauer von mindestens 25–40 Minuten.[74]

Richten Sie die Intensität Ihres Trainings also nach dem Puls. Der Puls, die Anzahl der Herzschläge pro Minute, variiert je nach Alter, Geschlecht und Trainingsgrad. Der Ruhepuls liegt bei gesunden Erwachsenen im Durchschnitt bei 60–80 Schlägen pro Minute. Je besser Sie trainiert sind, desto geringer wird Ihr Ruhepuls. Durch das regelmäßige Training gewinnt Ihr Herz an Größe und kann auf diese Weise mit weniger Herzschlägen das Blut durch den Körper pumpen. Am längsten leben übrigens Menschen mit einer Ruheherzfrequenz von 45 Schlägen pro Minute.[75]

Ihren altersabhängigen Maximalpuls bei höchster Belastung sollten Sie allerdings nicht überschreiten. Durchschnittlich befindet er sich bei ca. 220 Schlägen pro Minute abzüglich des jeweiligen Lebensalters. Bei einem 50-Jährigen läge der Maximalpuls demnach bei 170 Schlägen. Der optimale Trainingspuls liegt dann bei ungefähr 60–80 % dieser maximalen Herzfrequenz, in der Regel also in einem Pulsbereich zwischen 110 und 130.

Optimaler Trainingspuls

	Ruhepuls	optimaler Trainingspuls	Maximalpuls
50 Jahre	45–80	105–135	170
60 Jahre		100–125	160
70 Jahre		90–120	150
80 Jahre		85–110	140

Die Pulsmessung können Sie mithilfe einer Pulsuhr oder eines Brustgurt-Sensors vornehmen, was den Vorteil hat, dass Sie dann auch während des Trainings eine gute Kontrolle haben. Oder Sie messen ganz klassisch direkt nach dem Training manuell mithilfe der Finger unterhalb der Handwurzel an der Innenseite des Unterarms. Zählen Sie dann 15 Sekunden lang die Pulsschläge und multiplizieren Sie den Wert mit 4, sodass Sie die Anzahl Pulsschläge pro Minute erhalten.

Leider kommt nur jeder dritte Mann in Deutschland auf das von der WHO empfohlene Pensum, bei den über 65-Jährigen nur jeder Fünfte.[76] Vielleicht fühlen Sie sich zu beschäftigt oder zu müde, um die notwendige Zeit in Sport zu investieren? Wenn Sie der Meinung sind, Sie hätten keine Zeit für ein Training, dann sollten Sie dringend Ihr Zeitmanagement überprüfen. Denn mit einem untrainierten Körper ist es für Sie etwa so mühsam, Ihren Alltag zu bewältigen, wie wenn Sie mit einer stumpfen Säge einen Baum fällen.

Aktiver Alltag

Aber nicht nur die Zeit, die Sie in Sportkleidung verbringen, sondern jede Alltagsbewegung zählt! Sie sollten grundsätzlich die Zeit, die Sie mit Sitzen verbringen, begrenzen. Auf das Bewegungskonto eingezahlt werden auch Aktivitäten im Alltag wie stramme Spaziergänge, Gartenarbeit und Treppensteigen, eben alles, was den Puls irgendwie nach oben bringt. Menschen, die mit dem Fahrrad zur Arbeit fahren oder regelmäßig mit dem Hund Gassi gehen, sind klar im Vorteil![77] Das gilt sogar für die als etwas unsportlich verrufenen E-Biker. Der Effekt auf Herz und Lunge ist erwiesenermaßen größer, als man gemeinhin denkt![78]

Dabei gilt: Jegliche Bewegung ist besser als keine! Wenn Sie den Alltag ein bisschen aktiver gestalten, erreichen Sie die vorgegebene Zeit relativ einfach. Durch mehr Alltagsbewegung können Sie auch Ihren Kalorienverbrauch deutlich erhöhen. So wirkt körperliche Aktivität Übergewicht entgegen und reduziert den natürlichen Abbau der Muskelmasse. Und mehr Muskulatur bedeutet wiederum mehr Kalorienverbrauch, also einen höheren Grundumsatz. Studien zeigen, dass selbst bisher Untrainierte über 60-Jährige durch Sport und Bewegung ihre Muskelkraft nach drei Monaten deutlich erhöhen und innerhalb eines Jahres sogar verdoppeln können.[79] Und bedenken Sie bitte: Jeder kann sich bewegen, wirklich jeder! Schon zehn Minuten langsames Laufen täglich bringen Ihnen statistisch drei Jahre mehr Lebenserwartung![80] Und ab 85 ist schon das tägliche Verlassen der Wohnung mit einem Überlebensvorteil verbunden.[81]

Wenn Sie Sportneueinsteiger sind, tasten Sie sich aber bitte langsam an Ihr Trainingspensum heran, um Herz und Gelenke nicht zu überfordern. Im Zweifel sollten Sie sich vor Beginn eines Trainings einmal ärztlich auf Herz-Kreislauf-Erkrankungen und orthopädische Probleme untersuchen lassen. Da Ihr Nervensystem dazu neigt, nicht benutzte Muskeln zu schonen, um sie vor einem Verletzungsrisiko zu schützen, kann es sein, dass Sie anfangs Muskeln spüren werden, von denen Sie gar nicht wussten, dass Sie diese besitzen.

Steigern Sie dann die Intensität und Häufigkeit Ihrer Übungen und Trainingseinheiten langsam, aber bringen Sie etwas Geduld mit. Man sollte sich nicht entmutigen lassen von zu hohen selbst gesteckten Zielen und dann gar nichts mehr machen. Die App wird Ihnen zusätzlich helfen, Struktur in das Training zu bringen. Denn in der Regel brauchen Sie zwei Monate oder länger, bis Sie wirklich die positiven Effekte für Kraft und Ausdauer spüren. Und vergleichen Sie sich dabei nicht mit anderen, das könnte frustrieren.

Praktische Hinweise:

- Wärmen Sie sich vor dem Sport ausreichend auf (mehrere Minuten gehen).
- Erhöhen Sie Ihre Beweglichkeit durch Dehnübungen.
- Trainieren Sie nicht direkt nach einer Mahlzeit.
- Trinken Sie eine halbe Stunde vor dem Training etwas Wasser.
- Füllen Sie auch nach dem Sport Ihre Flüssigkeitsreserven wieder auf.
- Versuchen Sie, keine Trainingseinheiten ausfallen zu lassen.
- Trainingseinheiten unter 15 Minuten sind nicht sehr wirksam.
- Besorgen Sie sich bequeme Sportkleidung und Schuhe mit rutschfesten Sohlen.

Die Kombination macht's

Das beste Training für Muskeln, Nerven, Herz und Lunge ist eine Kombination mehrerer Anforderungen, nämlich einem gelenkschonenden Ausdauertraining wie Walking oder Radfahren und einem kraftaufbauenden und koordinationsfördernden Gymnastikprogramm.

Beginnen wir mit dem Ausdauertraining. Gute Ausdauersportarten sind Schwimmen, Laufen, Gehen oder Radfahren. Insbesondere Walken und Joggen sind auch für ältere Herren sehr gut geeignet. Bei diesen Bewegungsabläufen werden bis zu 90 % aller Muskeln beansprucht. Als Faustregel gilt: Man sollte ins Schwitzen kommen, sich aber noch unterhalten können. Wer Gelenkprobleme hat, sollte walken, anstatt zu joggen, da die Gelenke dabei nicht ständig Erschütterungen ausgesetzt sind. Außerdem stärkt Walken mit Stöcken zusätzlich die Armmuskulatur. Seit Jahren empfohlen wurden 10 000 Schritte pro Tag, was einer Strecke von etwa 8 Kilometern entspricht. Neuere Studien zeigen, dass sogar 4400–7500 Schritte pro Tag einen lebensverlängernden Effekt erzielen.[82] Klingt banal? Ist es auch! Bei stärkeren Gelenkproblemen ist Schwimmen eine gute Alternative, denn im Wasser lastet weniger Gewicht auf den Gelenken. Auch Radfahren ist gelenkschonend, und ein E-Bike ist – wie erwähnt – sicher keine Schande. Auf einem häuslichen Hometrainer kann man sogar gleichzeitig fernsehen oder meinen Podcast »Pinkelpause« hören und damit zusätzlich den Geist stimulieren.

Für weitere Gesundheitsvorteile empfiehlt es sich, an zwei Tagen in der Woche zusätzlich zu den Alltagsaktivitäten auch alle großen Muskelgruppen zu aktivieren, also »Krafttraining« durchzuführen. Das ideale Krafttraining besteht aus dem Heben von schweren Gewichten in kurzen Zeitintervallen oder einem Training der großen Muskelgruppen mit dem Eigengewicht, wie beispielsweise bei Kniebeugen, Klimmzügen oder Liegestützen. Für die Minimalanforderung reicht es schon aus, zweimal pro Woche gut 20 Minuten lang die wichtigsten Muskelgruppen zu trainieren.

Insbesondere das »High Intensity Interval Training« (HIIT) ist der Hit! Phasen hochintensiver Belastung (zum Beispiel 10 Wiederholungen einer Kraftübung) wechseln mit kurzen Pausen von 60–90 Sekunden Länge ab. Das HIIT eignet sich gleichermaßen für Körpergewichtsübungen, zum Beispiel Liegestütze oder Kniebeugen, wie auch für Intervall-Läufe oder Sprints. Es erhöht den Spiegel an Adrenalin, welches dann besonders schnell die Fettreserven angreift. Gerade solche Erhöhungen der Stresshormone sind entscheidend für eine optimale Kraftproduktion und Energiefreisetzung während des Krafttrainings. HIIT verbessert sogar nachweislich die Gedächtnisleistung.[83]

Eine Studie dokumentierte bei älteren Patienten (im Alter von 50–70 Jahren) mit Bluthochdruck nach einem achtwöchigen Intervalltraining eine Verbesserung des IIEF-Scores um 3,6 Punkte in der Trainingsgruppe im Vergleich zur Gruppe mit einer sitzenden Tätigkeit. Die Trainingsgruppe zeigte zudem eine Abnahme von Entzündungswerten im Blut, der C-reaktiven Proteinwerte.[84] Untersuchungen haben auch belegt, dass es durch starke mechanische Reize zu einer Hochregulierung von Hormonrezeptoren kommt.[85] Schon in den 80er-Jahren wurde nachgewiesen, dass der Testosteronspiegel 15–30 Minuten nach einem Krafttraining erhöht ist.[86] Dieser Effekt ist bei jüngeren Männern noch stärker als bei älteren.

Trainieren Sie also auch Ihre Kraft! Optimal sind zweimal in der Woche mit 8–12 Wiederholungen einer jeden Übung. Machen Sie jede Übung so oft, bis die letzte Wiederholung sehr schwerfällt. Denn nur durch einen solchen überschwelligen Reiz geben Sie dem Muskel den notwendigen Anpassungs- und Wachstumsimpuls. Zwischen den Übungen sollten Sie 60–90 Sekunden Pause einhalten.

Klassische Kraftübungen mit dem eigenen Körpergewicht sind Klimmzüge, Liegestütze, Kniebeugen, Rumpfbeugen und der Unterarmstütz. So trainieren Sie Arme und Schultern, den Bauch, den Rücken sowie die Oberschenkel. Ich finde das besonders praktisch, da Sie die Übungen (fast) ohne Geräte, zu jeder Zeit und überall durchführen können.

Für **Klimmzüge** müssen Sie sich irgendwo in der Wohnung eine Klimmzugstange installieren. Es gibt Modelle, die man dübelfrei in den Türrahmen einhängen kann. Greifen Sie die Stange mit beiden Händen. Spannen Sie den Bauch an und ziehen Sie sich aus der Kraft der Arme und des oberen Rückens nach oben, bis die Stange unter dem Kinn oder noch besser vor dem Brustbein ist. Versuchen Sie, die Position kurz zu halten und kontrolliert wieder abzulassen.

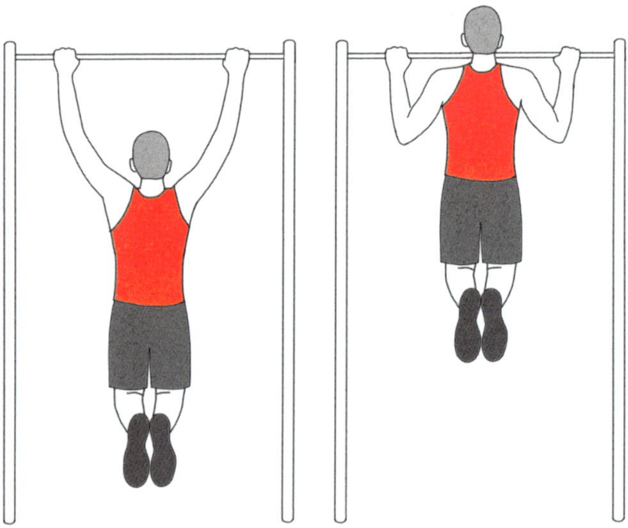

Für **Liegestütze** begeben Sie sich zunächst auf die Knie und stützen sich mit den Händen etwas weiter als schulterbreit etwa auf Höhe der Brust vor dem Körper ab. Anschließend strecken Sie die Beine nach hinten aus und stellen die Füße auf die Zehenspitzen. Nun sollten die Beine, der Oberkörper und der Kopf eine möglichst gerade Linie bilden. Versuchen Sie, nicht den Po nach oben zu schieben, aber auch nicht die Hüfte nach unten durchhängen zu lassen. Senken Sie nun den Körper durch Beugung der Arme nach unten ab. Atmen Sie wäh-

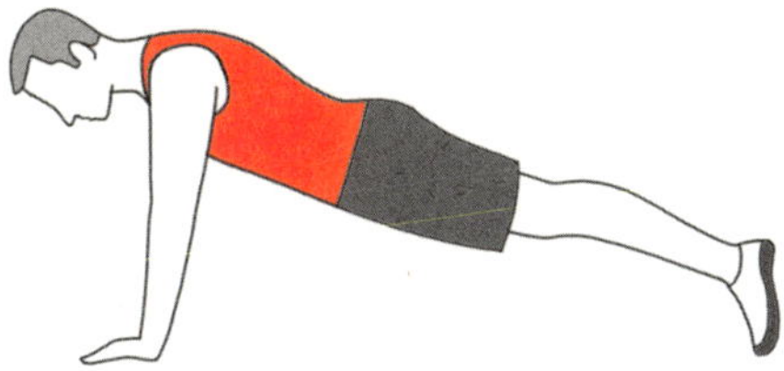

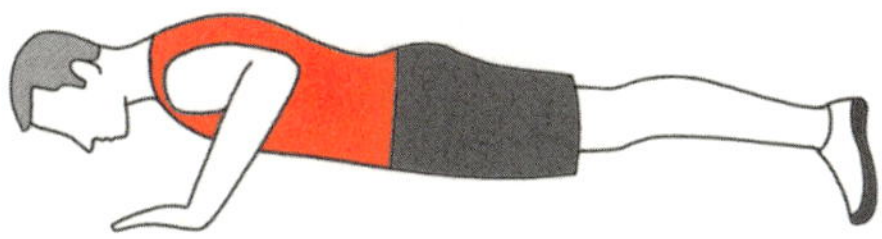

renddessen ein. Gehen Sie so weit nach unten wie möglich. Anschließend drücken Sie sich wieder nach oben und atmen dabei aus.

Bei **Kniebeugen** stellen Sie Ihre Füße etwas weiter als schulterbreit voneinander entfernt. Strecken Sie die Arme waagerecht nach vorne weg. Dabei ist der Oberkörper minimal nach vorne gebeugt. Nun beugen Sie langsam die Knie, bis die Oberschenkel parallel zum Boden sind. Der Po schiebt sich dabei nach hinten. Bringen Sie sich dann wieder zurück in die Ausgangsposition.

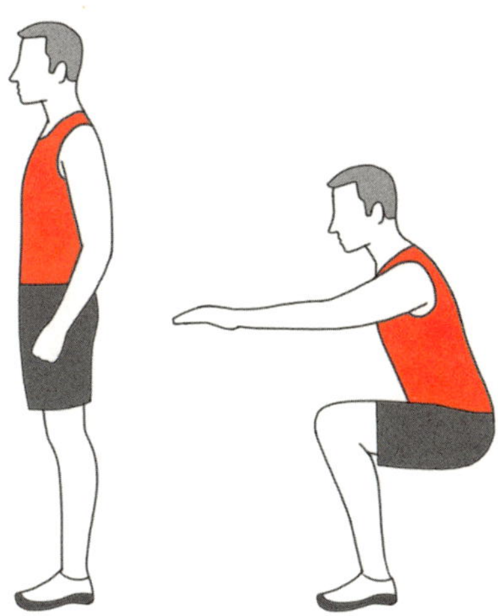

Rumpfbeugen sind auch bekannt unter dem Namen Sit-ups. Hierzu stellen Sie in Rückenlage die Beine etwa schulterbreit auf. Verschränken Sie die Hände hinter dem Kopf oder kreuzen Sie sie alternativ vor der Brust. Nun spannen Sie die Bauchmuskeln an und richten den Oberkörper langsam auf.

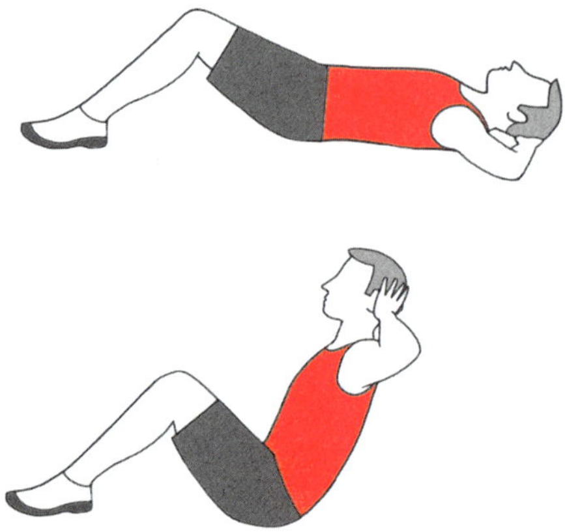

Der **Unterarmstütz (Plank)** ist eine der effektivsten Übungen zur Stärkung der Rumpfmuskulatur. Gehen Sie zunächst auf die Knie und legen Sie die Unterarme auf dem Boden ab, sodass sich die Ellenbogen unter den Schultern befinden. Der Blick ist dabei zum Boden gerichtet. Nun strecken Sie die Beine nach hinten aus und stellen die Füße auf die Zehenspitzen, die Füße sind zusammen, mit den Zehenspitzen auf dem Boden. Nun spannen Sie den Bauch an und heben die Hüfte, bis sich der Körper von Kopf bis zu den Füßen in einer Linie befindet. Halten Sie diese stabile Position nun für maximal 60 Sekunden.

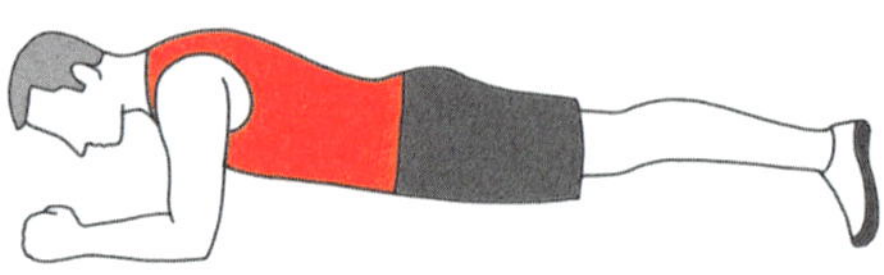

Meine zusammenfassenden Tipps für Ihren Sport:

- Prüfen Sie Ihre Motivation!
- Testen Sie Ihre aktuelle Fitness!
- Lassen Sie Ihr Herz und den Bewegungsapparat vor Trainingsbeginn untersuchen!
- Machen Sie sich einen konkreten Trainingsplan (oder nutzen Sie die App)!
- Setzen Sie sich realistische Ziele!
- Trainieren Sie kontinuierlich, lassen Sie keine Einheiten ausfallen!
- Kombinieren Sie Ausdauer-, Kraft-, Koordinations- und Dehnungsübungen!
- Führen Sie ein Trainingstagebuch (in der App) und freuen Sie sich an den Fortschritten!
- Trainieren Sie Ihren Beckenboden und – haben Sie Sex!

SÄULE 3: KOCHEND HEISS
Ernährung

Beginnen wir dieses Kapitel gleich mit einer Pauschalisierung: Wir Männer ernähren uns ungesünder als Frauen. Knapp die Hälfte aller deutschen Männer isst jeden Tag Fleisch, bei den Frauen ist es nur jede Fünfte. Außerdem sind nach Angaben des Robert Koch-Instituts aus dem Jahre 2016 nur gut 2 % aller Männer Vegetarier – gegenüber 6 % bei den Frauen.[87] Okay, der Anteil dürfte in den letzten Jahren etwas gestiegen sein, aber der Geschlechtsunterschied bleibt. Statistisch trinken Männer auch mehr Softdrinks und essen häufiger Fast Food und Tiefkühlprodukte.

Wenn wir Männer uns irgendwann doch für eine gesunde Ernährung entscheiden, dann oftmals mit dem Ziel, unsere Kraft und die körperliche Fitness zu verbessern. Als recht nützlicher Nebeneffekt trägt eine gesunde Ernährung aber auch zu einer Verringerung des Risikos von schwerwiegenden Erkrankungen wie beispielsweise Bluthochdruck, koronarer Herzerkrankung oder Diabetes mellitus bei. Der Zusammenhang zwischen dem Ernährungsverhalten und einem Auftreten solcher Erkrankungen ist gut untersucht und steht außer Zweifel. So sind beispielsweise ein zu hoher Zucker- und Salzkonsum, zu viel gesättigte Fettsäuren (vor allem in tierischen Produkten) oder umgekehrt ein zu geringer Anteil von Früchten, Gemüse und Vollkornprodukten für einen Großteil der aufgezählten Beschwerden mitverantwortlich. Den Kreis zur Potenz muss ich an dieser Stelle ja nicht erneut schließen …

Welche Rolle spielt Übergewicht?

Die inneren Organe in der Bauchhöhle sind von eingelagertem Fettgewebe umgeben, dem sogenannten Viszeralfett. Dieses innere Bauchfett hat eigentlich eine wichtige Funktion im menschlichen Körper. Es wirkt wie ein Polster und dient somit dem Schutz der Verdauungsorgane sowie als Energiereserve. Übergewicht und ein erhöhter Bauchumfang verursachen jedoch hormonelle Störungen, denn im inneren Bauchfett ist vermehrt das Enzym Aromatase enthalten, welches das männliche Sexualhormon Testosteron in das weibliche Sexualhormon Östrogen umwandelt. Sie erinnern sich: Testosteron fördert den Sexualtrieb des Mannes, die Potenz und die Spermienreifung sowie den Muskel- und Knochenaufbau. Das zusätzlich gebildete Östrogen hingegen führt zu weiteren Fetteinlagerungen und zu einer Verringerung der Fettsäureverbrennung, das heißt, eine Gewichtszunahme wird begünstigt und Abnehmen wird noch schwieriger. Bei Männern, die an Übergewicht oder sogar Adipositas leiden, kann der Anteil an Testosteron-abbauendem Fettgewebe so groß sein, dass der Testosteronspiegel sinkt.

Der **Body-Mass-Index (BMI)** beschreibt das Verhältnis der Körpergröße zum Körpergewicht. Zur Bestimmung des Wertes gibt es BMI-Rechner im Internet oder Sie teilen einfach Ihr Körpergewicht zweimal durch Ihre Körpergröße in Metern (Gewicht/Größe^2). Mit einem BMI unter 25 gelten Sie als normalgewichtig, schon ab einem BMI von 25 haben Sie Übergewicht und ab einem BMI von 30 eine Adipositas. Ein Anstieg des BMI im Lebensverlauf geht nachgewiesenermaßen mit einer Absenkung des Testosterons einher.
Ein weiterer leicht zu erhebender Parameter ist Ihr **Bauchumfang**. Um diesen zu bestimmen, müssen Sie einfach ein Maßband etwa auf Höhe des Bauchnabels möglichst eng (aber ohne Selbstbetrug) um den Körper führen. Ein Bauchumfang unter 94 cm gilt als normal. Ein erhöhtes Risiko für Herz-Kreislauf-Erkrankungen besteht bei einem Bauchumfang von 94–102 cm und ein deutlich erhöhtes Risiko bei über 102 cm.

Eine ungesunde Ernährung mit viel Zucker und Fett drückt den Testosteronspiegel nachweislich um bis zu einem Fünftel in den Keller.[88] Der Testosteronmangel führt wiederum zu einer Abnahme von Muskelmasse. Häufig nehmen wir zudem Nahrungsmittel zu uns, die mit Hormonen belastet sind. Auch Geschmacksverstärker, Konservierungsmittel und künstliche Aromastoffe können unseren Hormonhaushalt beeinflussen. So verstärken sich mehrere Faktoren gegenseitig und der Gesundheitszustand verschlechtert sich immer weiter. Wie ein Testosteronmangel sich auf Lust und Potenz auswirkt, wissen wir ja schon.

Leider geht die Litanei noch weiter. Ein erhöhter Fettanteil im Körper hat nicht nur hormonelle Auswirkungen, sondern führt auch zu krankhaften Ablagerungen von Cholesterin-Verbindungen mit Fetten in den Blutgefäßen, was zur sogenannten Arteriosklerose führt. Die Folgen sind eine Verhärtung, Verdickung, Einengung und ein Elastizitätsverlust der betroffenen Blutgefäße. Wie bereits mehrfach erwähnt: Im Penis verlaufen sehr kleine, haarfeine Kapillargefäße. Weil diese Blutgefäße so dünn sind, verstopfen sie besonders schnell. Die Folge: Der Penis wird nicht richtig steif und hart.

Das oberste Ziel muss also sein, das Bauchfett zu reduzieren und an Gewicht abzunehmen! Die Studienlage hierzu ist eindeutig. Eine Gewichtsreduktion kann Potenzstörungen tatsächlich verbessern, gemessen an unserem bekannten Fragebogen, dem International Index of Erectile Function (IIEF).[89]

Detaillierte Tipps zur Gewichtsoptimierung möchte ich hier nicht aussprechen und einen Leitfaden durch den Dschungel der verfügbaren Diäten kann ich Ihnen auch nicht geben. Ich verweise aber gerne auf die Ernährungsempfehlungen im Kapitel »Extras« ab S. 113.

Allen effektiven Diäten gemeinsam ist, dass Sie insgesamt weniger Kalorien zuführen dürfen als Sie verbrauchen, wenn Sie langfristig Gewicht reduzieren möchten. Führen Sie aber keinesfalls weniger als 1200 kcal zu, jedoch auch nicht mehr als Ihren Tagesbedarf. Diesen individuellen täglichen Kalorienverbrauch können Sie mit Programmen im Internet berechnen – unter Berücksichtigung Ihrer körperlichen Aktivitäten. Oder mit der einfachen Formel, dass Sie Ihr Körpergewicht mit dem Faktor 31 multiplizieren, um Ihren Mindestbedarf, und mit dem Faktor 35, um Ihren Höchstbedarf an Kalorien zu berechnen.

Von diesem Bedarf sollten Sie sich dann gut die Hälfte in Form von Kohlenhydraten (bevorzugt Vollkorn und bevorzugt morgens) zuführen, ein Viertel der Kalorien als Eiweiß, und das eher am Abend. Das übrige Viertel der Kalorien darf ruhig aus gesunden Fetten bestehen.

Nahrungsbestandteile – Fett, Zucker und Eiweiß

Die Ansichten über eine optimale Ernährung zur Krankheitsprävention haben sich über die letzten Jahrzehnte immer wieder gewandelt. Stand früher das Fett als Hauptrisikofaktor im Mittelpunkt, so ist es heute eher der Zucker.

Betrachten wir also diese Nahrungsbestandteile Fett, Zucker und Eiweiß einmal im Detail und beginnen wir mit den **Fetten**: Wenn Sie dabei das erwähnte Cholesterin pauschal als Übeltäter verurteilen, sind Sie im Irrtum. Cholesterin ist eigentlich kein Fett, sondern ein Fettbegleitstoff und sogar – man höre und staune – der Ausgangsstoff für die Produktion von Testosteron! Bis zu 2 g Cholesterin pro Tag kann unser Körper selbst in der Leber und der Darmschleimhaut produzieren, den Rest müssen wir von außen zuführen. Allerdings wird Cholesterin im Blut an Proteine gebunden transportiert. Und hier kommt der entscheidende Punkt. Es gibt als Transportmittel das »gute« HDL (High Density Lipoprotein) und das »schlechte« LDL (Low Density Lipoprotein), das so klein ist, dass es in die Wand der Blutgefäße eindringen und dort Schaden anrichten kann.

Bei den eigentlichen Fetten sollten Sie genau zwischen den gesättigten Fettsäuren, den einfach ungesättigten sowie den mehrfach ungesättigten Fettsäuren differenzieren. Gesättigte Fettsäuren, wie sie zum Beispiel in Palmöl vorkommen, erhöhen das »schlechte« LDL-Cholesterin. Deshalb werden sie als schädlich angesehen. Kleines Zugeständnis: Gesättigte Fettsäuren aus Butter, Käse oder Kokosöl sind in geringen Mengen noch akzeptabel.

Für eine Verbesserung der Gesundheit und sogar ein reduziertes Sterblichkeitsrisiko sorgen dagegen die mehrfach ungesättigten Omega-3-Fettsäuren.[90] Sie stabilisieren die Hüllen unserer Zellen und insbesondere die der Hirnzellen und sind deshalb besonders wichtig. Zudem schützen sie vor Herz-

Kreislauf-Erkrankungen.[91] Sie finden sie zum Beispiel in Lachs, Forelle, Raps oder Leinsamen.

Auch Olivenöl und Avocado sind ebenso wie jegliche Nüsse und Vollkornprodukte eine gesunde Fettquelle.[92] Besonders Olivenöl ist reich an entzündungshemmenden Bestandteilen mit schützenden Effekten für die Blutgefäße und das Herz-Kreislauf-System.[93] Wenn Sie sich mediterran orientiert ernähren und Olivenöl in einer Menge von über 9 Esslöffeln pro Woche zu sich nehmen, können Sie so laut Studien sogar Ihr Risiko einer Erektionsstörung im Alter um bis zu 40 % reduzieren.[94] Olivenöl kann auch einen Beitrag für einen höheren Testosteronspiegel leisten, was Ihr Impotenz-Risiko noch weiter verringert.[95]

Der Vollständigkeit halber darf ich auch die komplett ungesunden sogenannten Transfette nicht verschweigen. Sie entstehen durch Weiterverarbeitung von Pflanzenfetten. Die Lebensmittelindustrie verwendet sie bevorzugt, weil sie billig und lange haltbar sind. Am häufigsten finden Sie sie in Pommes, Keksen und Kartoffelchips. Wenn Sie Ihre Energieaufnahme aus Transfetten lediglich um 2 % steigern, so erhöht sich Ihr Herz-Kreislauf-Risiko um 23 %![96]

Eiweiße (Proteine) bestehen aus Ketten einzelner Aminosäure-Bausteine. Diese sind besonders wichtig für den Aufbau unserer Zellen. Wir unterscheiden essenzielle Aminosäuren, die Sie von außen mit der Nahrung zuführen müssen, und solche, die Ihr Körper selbst herstellen kann. Für unser Zellwachstum sind Proteine unverzichtbar, deshalb brauchen wir im jugendlichen Wachstum mehr Protein als später im mittleren Lebensalter. Erstaunlicherweise benötigen wir ab einem Alter von etwa 65 Jahren dann doch wieder mehr Eiweiße.[97] Und wer ab 65 vor allem pflanzliche Proteine aus Hülsenfrüchten, Pilzen, Körnern, Samen und Nüssen wählt, reduziert sogar sein Sterblichkeitsrisiko![98] Bei Nüssen empfehle ich Ihnen vorwiegend Macadamia- und Paranüsse, da diese weniger hemmenden Einfluss auf Ihren Testosteronspiegel haben. Aber Achtung: Alles bitte in Maßen, denn auch Nüsse haben viele Kalorien.

Auch Fisch, Fleisch, Milchprodukte und Eier sind hervorragende Eiweißlieferanten, hier empfehle ich Ihnen besonders Fisch und Joghurt. Denn Joghurt hat sehr nützliche Milchsäurebakterien, die das Immunsystem im Darm günstig beeinflussen und im gesamten Körper Entzündungsprozesse verlangsamen können. Im Tierversuch bei Mäusen verhinderten Milchsäurebakterien sogar ein Schrumpfen der Hoden und ein Absinken des Testosteronspiegels.[99]

Leider gibt es an dieser Stelle auch mal eine weniger gute Botschaft für Vegetarier: Proteine aus pflanzlichen Produkten kann Ihr Körper viel weniger effizient verwerten als Proteine aus tierischen Nahrungsquellen. Fisch hingegen wirkt Wunder: Vegetarier, die Fisch essen, die sogenannten Pescetarier, haben das niedrigste Sterblichkeitsrisiko.[100] Am wirkungsvollsten sind 60–80 g Fisch täglich.[101] Der schützende Effekt des Fisches beruht wahrscheinlich mehr auf den Omega-3-Fettsäuren – siehe oben – als auf dem Proteingehalt. Wenn Sie Forelle, Makrele, Lachs, Hering, Sardellen, Krabben und Garnelen wählen, können Sie auch die oft erwähnte Quecksilberbelastung etwas verringern.

Wichtig zu wissen: Eiweiß sättigt besser als Fette und Kohlenhydrate! Aus diesem Grund kann eine ausreichende Proteinzufuhr Ihren Heißhunger stoppen und so durchaus einer Gewichtszunahme vorbeugen und Ihnen sogar beim Abnehmen helfen.[102]

Aber wie immer gilt es, das goldene Mittelmaß zu finden, denn zu viel Protein schädigt ebenfalls Ihre Gesundheit. Ich empfehle Ihnen eine Zufuhr von mindestens 1 g Protein pro Kilogramm Körpergewicht. Wenn Sie Muskeln aufbauen möchten, dürfen Sie auch 2 g Protein pro Kilo Körpergewicht zuführen, mehr ist nicht gesund. Ganz besonders vorsichtig sollten Sie bei verkohltem Fleisch sein. Beim Grillen werden die Proteine sozusagen karamellisiert und verstopfen auf diese Weise – stark vereinfacht umschrieben – die Abfallentsorgung Ihrer Zellen.[103]

Und dann noch der Zucker! **Kohlenhydrate** bestehen aus Molekülketten. Man unterscheidet einfache Moleküle (z. B. Traubenzucker und Fruchtzucker), Zweifach-Moleküle (z. B. Milchzucker) sowie langkettige Mehrfach- und Vielfachzucker (z. B. Stärke). Die Kohlenhydrate sind umso bessere Energieträger, je langkettiger sie sind. Und je langkettiger sie sind, umso langsamer und konstanter gelangt der Zucker in Ihren Blutkreislauf.

Wir bezeichnen die Geschwindigkeit, mit der Zucker in die Blutbahn gelangt, auch als »glykämischen Index« (GI). Je niedriger der GI, umso langsamer und kontrollierter erfolgt der Anstieg des Blutzuckerspiegels. Traubenzucker, der sofort aufgenommen wird, hat einen glykämischen Index von 100. Wählen Sie also lieber komplexe Kohlenhydrate aus Kartoffeln, Reis und Vollkornprodukten als einfache Kohlenhydrate wie Weißbrot. Die guten Inhaltsstoffe eines Getreidekorns sind bekanntlich ohnehin eher in dessen Schale und im Keimling enthalten als im zentralen Mehlkörper.[104] Den günstigsten GI haben Hülsenfrüchte, die eine sehr gute Proteinquelle darstellen. Sie sind ballaststoffreich und sättigen effektiv. Kein Wunder, dass Menschen in Erdregionen mit einem hohen Verzehr von Hülsenfrüchten besonders alt werden.[105]

Und übrigens, auch wenn es paradox klingt: Wir können Kohlenhydrate umso schlechter abbauen, je korpulenter wir sind. Oft wird dann eine sogenannte Insulinresistenz diagnostiziert. Das Hormon Insulin schafft es dabei nicht mehr, die Kohlenhydrate in die Zellen zu transportieren, weil diese

»taub« geworden sind. Der Essensplan sollte in diesem Fall eher kohlenhydratarm und dafür fettreicher werden![106] Ganz auf Kohlenhydrate verzichten sollten Sie aber nicht, denn eine solche Ernährung führt ebenfalls zu einem Abfall des Testosteronspiegels.

Sie sehen: Vollwertig essen und trinken hält gesund, fördert Ihre Leistung und Ihr Wohlbefinden. Das bekannteste Beispiel für eine gesunde Ernährung ist die sogenannte Mittelmeerdiät. Dass mediterrane Essgewohnheiten tatsächlich positive Effekte haben, konnte die ATTICA-Studie wissenschaftlich belegen.[107] Diese Ernährung hält die Blutgefäße gesund, das Risiko von Zuckerkrankheit, Bluthochdruck und Fettleibigkeit wird gesenkt. Eine Potenzstörung scheint bei Männern, die sich an die Mittelmeerdiät halten, abzunehmen.[108] Die Kost enthält viel frisches regionales Obst und Gemüse, Salat, Nüsse und Vollkornprodukte, Hülsenfrüchte, Fisch und Olivenöl. Auf zu viel rotes Fleisch und fetthaltige Milchprodukte wird verzichtet. Gewürzt wird statt mit Salz eher mit Kräutern und Knoblauch. Und zum Dessert gibt es Obst mit Joghurt statt Süßes, gelegentlich abgerundet mit einem Glas Wein.

Zusammenfassung der Ernährungsregeln nach Bas Kast[109] und der Empfehlungen der Deutschen Gesellschaft für Ernährung[110]:

1. Trinken Sie mindestens 1,5 Liter jeden Tag. Am besten Wasser! Alkoholische und mit Zucker gesüßte Getränke sind nicht empfehlenswert.
2. Essen Sie natürliche und unverarbeitete Nahrungsmittel! Nutzen Sie die Lebensmittelvielfalt und essen Sie abwechslungsreich.
3. Achten Sie auf eine schonende Zubereitung. Sie erhält den natürlichen Geschmack und schont die wertvollen Nährstoffe. Essen Sie keine verkohlten Speisen.
4. Genießen Sie Ihr Essen und kauen Sie ausreichend lange! Gönnen Sie sich eine ausgiebige Pause für Ihre Mahlzeit, denn langsames, bewusstes Essen fördert den Genuss und das Sättigungsempfinden. Hören Sie auf, wenn Sie satt sind!
5. Essen Sie mehr Pflanzliches und weniger Tierisches! Genießen Sie mindestens drei Portionen Gemüse und zwei Portionen Obst am Tag.
6. Essen Sie lieber Fisch als Fleisch! Fisch mindestens ein- bis zweimal pro Woche.
7. Wenn Sie Fleisch essen, dann nicht mehr als 300 bis 600 g pro Woche, und versuchen Sie, vor allem rotes Fleisch zu reduzieren.
8. Essen Sie Joghurt, Käse ist auch okay, Milch nur in Maßen!
9. Sparen Sie an Salz und würzen Sie stattdessen mit Kräutern und Gewürzen.
10. Vermeiden Sie gesüßte Lebensmittel möglichst und setzen Sie Zucker sparsam ein.
11. Essen Sie kohlenhydratarm! Bei Getreideprodukten wie Brot, Nudeln, Reis und Mehl ist die Vollkornvariante die beste Wahl.
12. Eiweiß sättigt besser als Fett und Kohlenhydrate!

13. Haben Sie keine Angst vor Fett, aus Cholesterin wird Testosteron gebildet! Nehmen Sie ausreichend Omega-3-Fettsäuren zu sich! Bevorzugen Sie pflanzliche Öle wie Olivenöl und Rapsöl.
14. Vermeiden Sie industrielle Transfette!
15. Praktizieren Sie intermittierendes Fasten mit Essenspausen von mindestens acht Stunden!
16. Sie brauchen keine Vitaminpillen außer eventuell Vitamin D und B-Komplex!
17. Wer sich im Allgemeinen gut ernährt, darf sich auch die eine oder andere »Sünde« erlauben, ohne ein schlechtes Gewissen zu haben.

Eine Übersicht der »pflanzlichen Potenzmittel«, also der für den Testosteronhaushalt und die Potenz nützlichen Lebensmittel und Zutaten, finden Sie bei den »Extras« in Teil IV.

SÄULE 4: IN DER RUHE LIEGT DIE KRAFT
Mentale Übungen

In unserer Leistungsgesellschaft seinen Mann zu stehen, ist nicht immer einfach. Männer erwarten zumeist Heldentaten von sich – nicht nur in Beruf und Sport, sondern auch in der Sexualität. Schnell wird daraus eine Art »Matratzensport«, bei dem jegliche Sinnlichkeit verloren geht und stattdessen die vermeintlich gute Performance zählt. Wie oft hat man Sex? Wie lange kann man? Wie groß ist ein ordentlicher Penis? Müsste er nicht immer stahlhart sein? Und hatte die Partnerin oder der Partner auch einen Orgasmus?

Überhöhte Erwartungen erzeugen Leistungsdruck. Und Druck wiederum erzeugt Stress, der bekannte Erzfeind von Lust und Genuss. Was genau passiert, ist Folgendes: Unser Gehirn verarbeitet alle Sinneswahrnehmungen, Emotionen und Denkvorgänge. Dabei ist es mit unserem unwillkürlichen, dem sogenannten vegetativen Nervensystem verbunden. Hierbei handelt es sich um jene Teile des Nervensystems, die sich einer gezielten Kontrolle weitgehend entziehen. Sie erinnern sich an die beiden Gegenspieler Sympathikus und Parasympathikus. Diese steuern Vitalfunktionen wie Atmung, Herzschlag oder die Körpertemperatur. Aufgrund der Verbindung des Gehirns mit diesen Teilen des Nervensystems hat alles, was wir denken und fühlen, auch Auswirkungen auf den Körper. Stellen Sie sich zum Beispiel vor, dass Sie einen Horrorfilm anschauen: Obwohl Sie wissen, dass es nur ein Film ist, werden durch den psychischen »Stress« in Ihrem Körper bestimmte Prozesse ausgelöst, wie beispielsweise eine erhöhte Schweißbildung oder eine Blutdruckerhöhung, also klassische Zeichen einer Sympathikus-Aktivierung.

Auf sexueller Ebene bewältigen wir Männer Stress jedoch sehr unterschiedlich. Grundsätzlich unterscheidet man zwei Arten des Umgangs: Der sogenannte Stresstypus verlangt viel und intensiv Sex, wenn er unter Strom steht. Sex hilft ihm dabei, abzuschalten. Dieser Typ Mann kann mit Sexualität seine Alltagsbelastungen und Leistungsdruck kompensieren. Sein Parasympathikus hilft ihm dabei, den Sympathikus wieder zu beruhigen. Der Entspannungstyp hingegen kommt nur dann in erotische Stimmung, wenn die Atmosphäre unbelastet und entspannt ist. Sein Sympathikus blockiert also schon zu Beginn eine Aktivierung des Parasympathikus.

Ein besonderer Trigger für unser Stressnervensystem »Sympathikus« ist Erwartungsangst, also jene Angst, die bereits vor der eigentlich gefürchteten Situation auftritt. So gesehen die Angst vor der Angst. Sie wird entscheidend davon beeinflusst, wie zuversichtlich wir sind, dass wir eine Situation bewältigen können, oder was wir glauben, tun oder erreichen zu müssen. Frühere negative Erfahrungen verstärken die Befürchtung, dass sich ein negatives Erlebnis wiederholen könnte. Je höher die Ansprüche sind, desto mehr Druck entsteht. In diesem Zusammenhang sind insbesondere jene Übungen in der App nützlich, die darauf abzielen, diese Angst zu reduzieren und die innere Ruhe zu finden, denn eine lustvolle Sexualität und eine stabile Erektion benötigen eine gute Balance zwischen sexueller Erregung und Entspannung.

Auch hierfür gibt es eine wissenschaftliche Grundlage: Ziel einer Studie war es, die Auswirkungen eines achtwöchigen Stressbewältigungsprogramms auf Potenzstörungen zu untersuchen. Die Patienten erhielten entweder nur das Medikament Tadalafil (ein mit Viagra verwandtes Mittel) oder das Medikament plus ein Stressbewältigungsprogramm. Männer, die zusätzlich Stressmanagement praktizierten, zeigten bessere Erektionen und zudem eine Verringerung des wahrgenommenen Stress-Scores im Vergleich zu den Männern, die nur das Medikament erhielten.[111]

Was ist »normal«?

Das, was wir glauben, im sexuellen Bereich erreichen zu müssen, nennen wir auch »sexuelle Norm« – ganz konkret also eine allgemeine Vorstellung davon, wie ausdauernd der Sex, wie prall die Erektion, wie groß der Penis sein müsste oder wie viele Stellungen beim Sex durchgeführt werden sollten. Ich halte das Wort »Norm« an dieser Stelle für mehr als unangebracht, denn gerade im Bereich der Sexualität führt dies oft zu falschen Vorstellungen und auch zu Ausgrenzungen. Es ist daher ratsam, diese angeblichen »Normen« nicht mit Ängsten und Erwartungen zu verknüpfen, denn es gibt einen klaren Zusammenhang zwischen der Aufrechterhaltung von Ängsten und dem Fortbestehen einer Erektionsstörung. Die »sexuellen Normen« befinden sich ohnehin in einem ständigen gesellschaftlichen Wandel. Sie werden geprägt durch Einflussfaktoren wie Medienkonsum, das Gesellschaftsbild, unsere Erziehung und ganz individuelle biografische Erfahrungen. Jeder Mensch bewertet diese »Normen« ohnehin anders.

Zentrale Emotionen bei Potenzstörungen sind beispielsweise Angst oder Schamgefühle, wenn man diesen vermeintlichen »Normen« nicht entspricht. Angst und Scham wiederum führen zu Vermeidungsverhalten: Je stärker eine sexuelle Situation vermieden wird, umso größer wird die Erwartungsangst. Je größer dann die Erwartungsangst ist, umso mehr wird wiederum Sexualität vermieden. Das ist ein Teufelskreis, der dazu führt, dass Sex, sexuelle Situationen und auch körperliche Nähe zur Partnerin oder zum Partner zurückgehen. Darunter leidet die Partnerschaft oder es entstehen neue Konflikte.

Wenn Sie etwas tun, bewerten Sie das Getane anhand äußerer »Normen« und eigener Erwartungen und können dann entweder liebevoll oder kritisch mit sich selbst umgehen. Und beides wird Auswirkungen auf Ihre Selbstwahrnehmung haben: Je mehr Sie einen positiven, gelassenen Umgang mit sich pflegen sowie sich innerlich Zuversicht und Hoffnung vermitteln, umso besser können Sie auch Erlebnisse von Erektionsverlust kompensieren. Je kritischer, abwertender oder gar selbstzerstörerisch Sie aber mit sich umgehen, umso schlechter werden Sie sich fühlen und desto eher spielen auch Druck und Erwartungsängste eine Rolle.

Erwartungsangst wird in der Sexualtherapie dadurch überwunden, dass man sich der gefürchteten Situation auf eine behutsame Art und Weise wieder annähert. Wichtig ist ein sicheres Gefühl für die eigene Identität und das eigene Erleben in der Begegnung mit der Partnerin oder dem Partner. Die sexualtherapeutischen Übungen im folgenden Kapitel legen hierfür die Grundlage.

Meditation

Der behutsame Umgang mit sich selbst wird im neueren Sprachgebrauch auch »Achtsamkeit« genannt. Und die effektivste Methode, um das regelmäßig zu üben, ist Meditation – ob im Kurs, allein zu Hause oder per App. Bei der Durchführung einer Meditation geht es darum, sich auf den gegenwärtigen Moment zu konzentrieren. Jegliche Gedanken an die Vergangenheit oder die Zukunft sowie Emotionen wie Schuldgefühle oder Ängste werden losgelassen. Für den Anfang sind geführte Meditationen am einfachsten, da Sie so leichter am Ball bleiben. Ähnlich wie beim Sport trainiert Meditation das Gehirn wie einen Muskel. Nach und nach können Sie dann Ihre Aufmerksamkeit auch bei anderen Gelegenheiten immer leichter steuern – zum Beispiel auch beim Sex. Immer mehr Studien zeigen, dass achtsamkeitsbasierte Therapien zu einer Verbesserung der Erregung und des Verlangens, der sexuellen Befriedigung und zu einer Verringerung der mit sexueller Aktivität verbundenen Angst führen.[112] Achtsamkeitstraining ist dadurch mittlerweile eine zentrale und effektive Komponente der modernen Sexualtherapie geworden.[113]

Sogar in bildgebenden Verfahren mit Magnetresonanztomografie (MRT) konnten Veränderungen in der Struktur und Funktion bestimmter Gehirnregionen, die an der Regulierung von Aufmerksamkeit, Emotionen und Selbstbewusstsein beteiligt sind, nachgewiesen werden.[114]

Meditation können Sie auf vielfache Weise praktizieren. Die verbreitetste Form ist jene, die in sitzender Position in absoluter Stille stattfindet. Aber auch ein Spaziergang, ein Gottesdienstbesuch oder ein Tagebucheintrag können die für Sie persönlich am besten geeignete Form von Meditation sein. Hier ein paar wesentliche Anmerkungen zum klassischen Ablauf:

- Wählen Sie einen ruhigen Ort, an dem Sie sich wohlfühlen.
- Tragen Sie den Temperaturen angepasste und bequeme Kleidung.
- Versuchen Sie, potenzielle Ablenkungen wie durch Handys zu vermeiden (außer natürlich, Sie nutzen die App).
- Finden Sie eine bequeme Sitzposition.
- Nehmen Sie eine gerade Körperhaltung ein.
- Lassen Sie die Gedanken ziehen.
- Nehmen Sie Ihren Atem wahr. Sie müssen keine tiefen Atemzüge machen, sondern können ganz normal atmen. Es geht lediglich darum, dass Sie sich auf Ihre Atmung konzentrieren.
- Betrachten Sie ein Objekt.
- Beginnen Sie mit kurzen Meditationseinheiten und verlängern Sie diese über die Zeit.
- Meditieren Sie regelmäßig, am besten zu einem festen Zeitpunkt.

Meditieren ist wie vieles andere eine Übungssache und wird von Mal zu Mal immer effektiver. Geben Sie nicht nach einem ersten Misserfolg auf. Wenn Sie noch keine Erfahrung mit

Meditation haben, kann Ihnen dieser einfache Tipp schon jetzt helfen, beim Sex entspannter und mit allen Sinnen präsenter zu sein: Versuchen Sie, sich anstatt auf das Erreichen des Orgasmus nur auf die Empfindungen im *jetzigen* Moment zu konzentrieren, ohne sie zu hinterfragen oder zu bewerten. Achten Sie dabei auf Ihren Atem. Vielleicht entdecken Sie neue erogene Zonen, die Sie vorher noch gar nicht beachtet hatten? Auf jeden Fall fällt es Ihnen so leichter, zu genießen und sich für neue Erfahrungen und Empfindungen zu öffnen.

Gewohnheiten ändern

Unsere Gewohnheiten sind eingeschliffene Verhaltensweisen, die sich in allen unseren Tätigkeiten des Alltags offenbaren und einen zwangsläufigen Einfluss auf unsere Gesundheit haben. Ein über Jahre etablierter persönlicher Lebensstil kann sowohl gesundheitsförderliche Verhaltensweisen wie ausreichend Bewegung, gesunde Ernährung und Entspannung als auch gesundheitsgefährdende Aspekte wie Rauchen, übermäßigen Alkoholkonsum und eine unausgewogene Ernährung beinhalten. Schon kleine Änderungen dieser Gewohnheiten können große Effekte erzielen.

Beginnen wir mit dem Offensichtlichsten: Rauchen ist gesundheitsschädlich, das wissen wir nicht nur wegen der unschönen Bilder auf den Zigarettenpackungen. Im Tabakrauch sind viele giftige und krebserzeugende Substanzen enthalten, die über die Lunge beim Einatmen aufgenommen und im gesamten Körper verteilt werden. Vom Rauchen kann jedes menschliche Organ geschädigt werden. Besonders hoch ist das Risiko für Atemwegs- und Herz-Kreislauf-Erkrankungen oder Krebs. Aber auch das Risiko für Erektionsstörungen steigt enorm. Die Giftstoffe des Tabakrauchs schädigen die Blutgefäßinnenwand im Penis. Die Gefäße verlieren ihre Funktion, sich zu erweitern und zu verengen. Im Vergleich zu Nichtrauchern ist das Risiko von Rauchern für eine Herz-Kreislauf-

Erkrankung wie Herzinfarkt oder Schlaganfall rund doppelt so hoch.

Das alles wissen Sie jetzt schon. Es kommt aber noch schlimmer. Tabakkonsum beeinträchtigt zusätzlich die Fruchtbarkeit von uns Männern. Die Giftstoffe des Tabakrauchs gelangen in die Hoden, verschlechtern dort die Produktion der Spermien und schädigen das Erbgut in den Samenzellen. Mit einem Rauchstopp senken Sie unmittelbar das Risiko für Impotenz und Unfruchtbarkeit. Das Vermeiden des Rauchens ist die stärkste präventive Einzelmaßnahme, die Sie vornehmen können! Die Verminderung des Sterblichkeitsrisikos an Herz- und Gefäßkrankheiten kommt nach dem Rauchstopp bereits innerhalb recht kurzer Zeit zum Tragen. Beenden Sie daher Ihren Nikotinkonsum noch heute! Suchen Sie sich professionelle Hilfe, falls Sie es alleine nicht schaffen!

Auch ein erhöhter Alkoholkonsum ist gesundheitsschädlich und beeinträchtigt die Erektionsfähigkeit stärker, als man gemeinhin denken würde. Bereits ein Blutalkoholspiegel ab 0,4 Promille verringert die Potenz! Es kommt zu Erektionsproblemen und Schwierigkeiten, einen Orgasmus zu bekommen. Bei einem noch höheren Promillewert kommt es trotz noch so starken sexuellen Verlangens oft zu keiner Erektion mehr. Der Grund dafür ist, dass Alkohol das Nervensystem beeinträchtigt und die stimulierenden Reize nicht mehr vom Gehirn zum Penis weitergeleitet werden.[115] Abgesehen davon sind eine verwaschene Aussprache, Gleichgewichtsstörungen und ein Kontrollverlust als Auswirkungen eines erhöhten Alkoholkonsums denkbar unattraktiv und wirken abstoßend auf die Partnerin oder den Partner.

Alkohol stört zudem unseren Hormonhaushalt. Er schädigt die Leber, die einen Abbau des weiblichen Sexualhormons Östrogen bewirkt, und sorgt durch die übermäßige Kalorienzufuhr für weitere Fetteinlagerungen, den berühmten »Bierbauch«. Zudem sind beispielsweise in Bier pflanzliche Stoffe enthalten, die wie Östrogene wirken können, sogenannte Phytoöstrogene. Die Folge dieser drei Faktoren sind ein Überschuss an Östrogen und ein Mangel am männlichen Sexualhormon Testosteron. Des Weiteren regt Alkohol die Bildung des Hormons Prolaktin an, das im weiblichen Körper für die Milchbildung verantwortlich ist und im männlichen Körper die Erektion unterdrückt.

Oftmals handelt es sich beim regelmäßigen Gebrauch von Nikotin und Alkohol nicht nur um körperliche, sondern auch um starke psychische Abhängigkeiten, weil das jeweilige Verhalten im Alltag vielfältige Funktionen von Ablenkung und Kompensation übernimmt. Es braucht Motivation, um solche eingeschliffenen Verhaltensweisen wieder loszuwerden und sich neue Gewohnheiten anzutrainieren. Leider kommt diese Motivation oft erst mit steigendem Leidensdruck, also dann, wenn die Potenzstörung bereits voll ausgeprägt ist. Hier hilft es, frühzeitig kleine Schritte in die richtige Richtung zu gehen.

Am besten funktioniert das bei der körperlichen Betätigung. Wenn Sie sich nicht überwinden können, laufen zu gehen, ziehen Sie zunächst die Laufschuhe an und schauen Sie mal, wie sich das anfühlt, oder machen Sie sich Musik an, um in Schwung zu kommen. Gar nicht so selten wird die Motivation Sie dann packen! Hierbei helfen auch »Wenn-dann-Regeln«. Erst mal nur die Sportsachen anziehen. *Wenn* man sie schon mal anhat, *dann* ist die Schwelle auch niedriger, etwas zu tun. Vielleicht noch Gute-Laune-Musik anmachen, ein bisschen tanzen … Sagen Sie sich beispielsweise: Wenn ich nach Feierabend durch die Wohnungstür gehe, dann ziehe ich direkt meine Laufsachen an und treibe Sport. Bleiben Sie hierbei möglichst konkret mit dem situativen Anreiz, also dem »durch die Wohnungstür gehen«. Das hilft Ihnen, sich im Alltag direkt in der Situation an Ihr Ziel, nämlich Sport treiben zu wollen, zu erinnern. Je öfter Sie dann Sport treiben, wenn Sie nach Hause kommen, desto stärker prägt sich dieses neue Verhalten ein und wird schneller, als Sie denken, zur neuen guten Gewohnheit.

Aber: Die menschliche Psyche ist auf direkte und sichtbare Erfolge ausgelegt. Ohne regelmäßige Anreize oder bei Ausbleiben von unmittelbaren Erfolgen verkümmert die Motivation wieder. Wir wissen zwar, wie wichtig Bewegung für unsere Gesundheit ist, aber unsere alten Gewohnheiten stellen oft einen stark wirkenden Hinderungsgrund für gesunde Verhaltensweisen dar und wir versacken dann doch nach Feierabend auf dem Sofa. Sie kennen das: Die guten Neujahrsvorsätze werden selten langfristig umgesetzt. In den ersten Tagen oder auch Wochen verfolgen wir das Ziel, regelmäßig Sport zu treiben, oft noch ganz konsequent. Doch schon bald, mit dem Einsetzen des Alltags, folgt in vielen Fällen die Ernüchterung. Es fehlt an der richtigen Motivation, das Vorhaben auch langfristig in die Tat umzusetzen und dadurch auch tatsächlich die erwünschten Erfolge zu sehen.

Ziel von gesundem Verhalten ist daher die sogenannte intrinsische Motivation, bei der ein Verhalten aus Überzeugung und aus Lust an der Sache selbst stattfindet. Hierbei empfinden Sie die jeweilige Betätigung nämlich als Ausdruck Ihres eigenen Bedürfnisses nach Selbstbestimmung und Kompetenz. Das kann dann so aussehen: Wenn Sie zum Beispiel die italienische Küche lieben, werden Sie sich immer besser damit auskennen wollen und deswegen mit Freude regelmäßig neue Rezepte ausprobieren. Wenn Sie also in allen Therapiesäulen die intrinsische Motivation aufrechterhalten, dann wird Ihnen der gewünschte gesunde Lebensstil dauerhaft gelingen und aus Motivation wird langfristig Wille.

SÄULE 5: WIR MÜSSEN REDEN!
Sexualtherapie

Erektionsstörungen können in der Partnerschaft eine große Krise auslösen. Wir Männer sind häufig der Überzeugung, wir müssten alle Probleme allein bewältigen. Daher vermeiden wir es, mit der Partnerin / dem Partner oder einem Arzt offen darüber zu reden, wenn die Standfähigkeit des Penis beim Sex einmal zu wünschen übrig lässt. Nicht miteinander zu reden und die Erektionsstörungen zu tabuisieren, ist allerdings niemals zielführend. Die Folgen sind meist Enttäuschung und Frust auf beiden Seiten. In diesem Kapitel geht es nun darum, warum ein offener Austausch in der Partnerschaft gut für Sie ist und wie Sie ganz neu mit Ihrer Sexualität umzugehen lernen.

Mit einer Erektionsstörung fühlt sich ein betroffener Mann meist nicht mehr männlich genug. Er kann der Überzeugung sein, dass er seine Partnerin oder seinen Partner nicht mehr sexuell befriedigen kann. Dies führt zu starken Schuld- und Schamgefühlen und Spannungen. Er kann sogar insgeheim befürchten, für einen potenteren Mann verlassen zu werden. Diese unausgesprochenen Gedanken können dazu führen, dass sich der betroffene Mann in der Partnerschaft zurückzieht. Gleichzeitig bemerkt die Partnerin oder der Partner diesen Rückzug sowie die Vermeidung von Gesprächen und körperlicher Nähe. Dadurch wiederum kommen bei der Partnerin oder dem Partner Selbstzweifel auf, ob vielleicht fehlende Attraktivität oder falsches Verhalten die Gründe für den Rückzug sind. Schnell werden diese Zweifel auf die Beziehung übertragen und die gesamte Partnerschaft infrage gestellt. So sind schwerwiegende Beziehungskonflikte vorprogrammiert und man verpasst als Paar die wichtige Chance, das Liebesleben und die Beziehung wieder erfüllend zu gestalten.

Es ist also keinesfalls hilfreich, wenn Sie in Ihrer Partnerschaft über Erektionsstörungen schweigen. Klar, Erektionsstörungen sind ein sensibles Thema, und diese anzusprechen erfordert viel Mut und Überwindung. Ein offener Umgang mit den jeweiligen Wünschen, Erwartungen, Ängsten und Bedürfnissen offenbart aber ganz neue, angenehme und lustvolle Erfahrungen und stellt den Kontakt und das Vertrauen zueinander wieder her. Wenn Sie den Mut, Ihre Partnerin oder den Partner um ein offenes Gespräch zu bitten, einmal aufgebracht haben, helfen Ihnen folgende Tipps, sich darauf vorzubereiten:

- Machen Sie sich vor dem Gespräch klar, wie wichtig Sexualität in Ihrem Leben ist.
- Stellen Sie sich die Frage nach Ihren Wünschen und Bedürfnissen und ob es vielleicht etwas Neues gibt, das Sie gern einmal beim Sex ausprobieren wollen.
- Überdenken Sie auch Ihre Erwartungshaltung!
- Vereinbaren Sie am besten eine feste Zeit, damit das gemeinsame Gespräch auch verbindlich bleibt und sich keiner von beiden vor dem Austausch drücken kann.
- Betonen Sie, dass Sie in einer ruhigen und gelassenen Atmosphäre mit Ihrem Partner gemeinsam eine gute Lösung finden wollen.
- Wählen Sie als Nächstes einen Ort, an dem Sie sich beide wohlfühlen und an dem Sie ungestört und ohne Zeitdruck sprechen können.
- Sprechen Sie offen über Ihre Gefühle und auch über das, was Ihnen in der Beziehung fehlt. Seien Sie dabei möglichst konkret und vermeiden Sie Schuldzuweisungen.
- Ganz wichtig: Spielen Sie die Erektionsstörung nicht herunter, denn es ist ein wichtiges und sensibles Thema.
- Stellen Sie aber auch die Frage, ob es vielleicht andere Wege zur Verbesserung der Situation gibt als den Geschlechtsverkehr. Viele Männer berichten, dass mit zunehmendem Alter intime Vertrautheit wichtiger wird als der sexuelle Akt.

Psychologisch gesehen kann Sexualität auch mit »Macht« oder »passiver Aggression« zu tun haben, beispielsweise indem der Körper des Mannes die Befriedigung der Partnerin / des Partners »verweigert« und so tiefer liegende Beziehungskonflikte deutlich werden. Wenn Sie feststellen, dass Sie im Gespräch mit Ihrer Partnerin oder Ihrem Partner nicht weiterkommen, sollten Sie sich überlegen, professionelle Hilfe bei Paar- oder Sexualtherapeuten zu suchen. Dies sind Psychotherapeuten, die sich auf das Gebiet Partnerschaft und Sexualmedizin spezialisiert haben. Die Behandlungskonzepte sind grundsätzlich für alle Paare mit unterschiedlichen sexuellen Identitäten und Orientierungen geeignet. Ein psychotherapeutischer Ansatz wird auch ausdrücklich in der europäischen Behandlungs-Leitlinie empfohlen, um die sexuelle Zufriedenheit des Paares und die Sexualfunktion zu verbessern.

Das Hamburger Modell

Das sogenannte »Hamburger Modell«, auf dem auch die Therapie in der App basiert, wurde in einer Reihe von Studien untersucht.[116] Die Anwendung bei sexuellen Problemen wie Erektionsstörungen zeigt Ansprechraten von 75–80 %.[117] Was aber beinhaltet dieses Hamburger Modell der Paar- und Sexualtherapie?

Die Art und Weise, wie wir sexuelle Erregung erleben, findet sich in unserem Gehirn als teilweise erlerntes Muster gespeichert. Die für eine Erektion wichtigen Nervenstrukturen sind aber veränderbar und somit trainierbar. Eine sogenannte kognitive Verhaltenstherapie zielt darauf ab, problematische Verhaltensmuster zu erkennen und diese dann schrittweise zu verändern, also eine zunehmende Anpassung im Verlauf vorzunehmen. Dazu müssen zunächst die möglichen psychologischen Aspekte der Erektionsschwierigkeiten identifiziert werden, um schrittweise neue Denk-, Erlebens- und Verhaltensweisen etablieren zu können.[118]

Hier ein Beispiel, um es anschaulicher zu machen: Wenn bei der Selbstbefriedigung eine bestimmte Art der Erregung trainiert wird – also viele visuelle Reize, schnelles Herstellen der Erektion, schneller Orgasmus –, dann wird dieses sexuelle Erregungsmuster im Gehirn abgespeichert. Je häufiger dieser Verhaltensablauf in der Folge abgerufen wird, umso stärker werden die Nervenverbindungen und umso dominanter wird dieses Erregungsmuster. Alternative Verhaltensweisen sind dann weniger präsent und somit schlechter abrufbar. Es kann also passieren, dass zwar bei der Selbstbefriedigung der Penis steif wird, weil hier das dominante Erregungsmuster genutzt wird. Wenn sich hingegen dieses Muster in der Paarsexualität so nicht umsetzen lässt, dann kann es sein, dass es beim partnerschaftlichen Sex zu keiner Erektion kommt. Hier gilt es, zunächst die Gewohnheiten der Masturbation zu verändern, um eine Kluft zur Paarsexualität zu vermeiden.

An dieser Stelle noch ein Wort zum Thema Pornografie: Das Nutzen stimulierender Filme gehört für die meisten Männer zu ihrem persönlichen sexuellen Verhalten dazu. Insbesondere junge Männer werden durch Hardcore-Pornografie schon früh sexuell geprägt. Dadurch wird das Masturbationsverhalten visuell beeinflusst. Die gesamte Sexualität wird sehr erektionsfixiert, Stichwort »quick and dirty«. Das ist zunächst einmal, jenseits von irgendwelchen ethischen Bedenken, unproblematisch.

Problematisch wird der Konsum von Pornografie dann, wenn er zum dominanten sexuellen Erregungsmuster wird. Hier lässt sich aus sexualtherapeutischer Sicht an zwei Punkten ansetzen: Zum einen verzerrt Pornografie die sexuelle »Norm«, weil die pornografischen Film-Sets mit Schauspielern und unter Zuhilfenahme von Medikamenten, Doppelgängern und technischen Tricks der Bildbearbeitung ein unrealistisches Bild von Sexualität bieten. Andererseits werden mit der Pornografie immer stärkere Reize gesetzt, die nichts mehr mit der Realität der Männer zu tun haben. Die »natürliche« Sexualität wirkt dann auf einmal nicht mehr so erregend. Daher lautet die Empfehlung bei Erektionsstörungen, die Nutzung von Pornografie zu reduzieren oder zunächst sogar komplett einzustellen.

Ziel der Verhaltenstherapie ist es also, das Spektrum der Sexualität wieder breiter und die Erregungsmuster flexibler werden zu lassen, um die sexuelle Erregung detaillierter erleben zu können. Hierzu muss zunächst der eingangs beschriebene Angstkreislauf durchbrochen und der Mann aus einem Vermeidungsverhalten wieder in eine Handlungsfähigkeit versetzt werden. Die Reduktion der Angst erfolgt in einem fein abgestuften Vorgehen, bei dem zunächst nur »Berühren und Streicheln« im Vordergrund stehen. So soll die Erregung ganz neu konditioniert und die Balance der Nervenverbindungen wiederhergestellt werden.

Gefühl ist alles – Übungen zur Körperwahrnehmung

Das Hamburger Modell gibt es für Paare und als Einzelübungen. Die sexualtherapeutischen Übungen dieses sogenannten »Sensualitätstrainings« unterstützen Sie bei der Arbeit an einem positiven Körperbewusstsein und der Wahrnehmung Ihres Körpers. So können Sie Ihren Körper und den Ihrer Partnerin / Ihres Partners wieder bewusster kennenlernen, wahrnehmen und genießen – und der Sex steht dabei nicht im Fokus.

Zunächst können Sie Ihre eigene Körperwahrnehmung dadurch trainieren, dass Sie sich selbst genau beobachten. Zum Beispiel legen Sie sich einfach nur nackt aufs Bett und berühren und streicheln Ihren ganzen Körper. In Geschwindigkeit und Druck können Sie das variieren und dabei beobachten, wie Ihr Körper diese Reize empfindet. Im nächsten Schritt erkunden Sie Ihren Körper, indem Sie ihn neugierig berühren und Lustempfinden auslösen. Auch das Kommen und Gehen einer Erektion können Sie zulassen.

Paaren wird in der Therapie empfohlen, zunächst eine Auszeit vom Sex zu nehmen, weil sexueller Druck häufig mit dazu beiträgt, dass sexuelle Funktionsstörungen konserviert werden. Mit solch einer Auszeit können Angst und Druck gestoppt werden und andere sexuelle Erfahrungen in den Vordergrund treten, die positiv besetzt sind.

Bevor Sie mit den Übungen starten, sollten Sie Ihre körperlichen Wünsche, Grenzen oder Ängste ganz offen thematisieren, damit Sie diese einbeziehen können. Dann berühren Sie und Ihre Partnerin / Ihr Partner sich wechselseitig zunächst nichtsexuell und erst danach sexuell. Wichtig sind hier kleine Schritte, indem Sie Zärtlichkeiten austauschen und bewusst Intimität spüren, ohne Forderungen oder Leistungsdruck. Durch beispielsweise gedämpftes Licht oder angenehme Musik können Sie dafür sorgen, dass Sie sich beide wohlfühlen.

Es ist der Zweck der Übungen, dass Sie entdecken, was Ihnen guttut. Wie fühlt es sich für Sie an, wenn Sie berührt werden? Und wie, wenn Sie berühren? Bei der Berührung streicheln Sie da, wo Sie möchten, und Ihre Partnerin / Ihr Partner hat die Möglichkeit, Nein zu sagen. Wenn Sie sich abwechselnd streicheln, sind Sie in der Lage, sich bewusst auf Ihre Empfindungen bei den Berührungen zu konzentrieren, die eventuell in den Hintergrund gelangen, wenn Sie sich gleichzeitig streicheln.

Am Anfang ist es besser, wenn Sie beide noch bekleidet bleiben und nicht mit den Genitalien, den Brüsten oder dem Po Ihrer Partnerin / Ihres Partners in Berührung kommen. Danach können Sie sich bis auf die Unterwäsche ausziehen und sich abwechselnd gegenseitig streicheln, wobei Sie immer noch die erogenen Zonen auslassen. Sollte trotzdem sexuelle Erregung aufkommen, ist das in Ordnung, aber es sollte dennoch nicht zum Geschlechtsverkehr führen, damit das eingeübte Schema nicht weiter verstärkt wird, dass nach dem Streicheln immer gleich eine Erektion und ein Geschlechtsakt folgen müssen. Stattdessen sind Sinnlichkeit und Genuss wesentlich.

Im dritten Schritt dürfen Sie sich nackt ausziehen und im gegenseitigen Einvernehmen auch die Genitalien und Brüste zärtlich berühren. Wenn Sie das erregt, sollten Sie wiederum kurz unterbrechen.

Schließlich ist es im letzten Schritt auch erlaubt, dass Sie sich gegenseitig sexuell stimulieren. Diesen Wechsel von Erregung und Beruhigung können Sie mehrere Male spielerisch wiederholen. Eigentlich geht es bei diesen Übungen nicht darum, zum Sex zu kommen. Wenn Sie aber erregt sind, können Sie sich danach selbst oder gegenseitig befriedigen. Einvernehmlich ist alles okay, auch, miteinander zu schlafen.

Aber: Erst wenn Angst oder sonstige unangenehme Gefühle abgenommen haben, wechseln Sie von einer Stufe zur nächsten. Das Sensualitätstraining erfolgt also nicht an einem Abend, sondern kann sich über Wochen erstrecken. Jede Übung bereitet die nächste vor. Nur wenn Sie sich beide bereit dazu fühlen, können die Übungen wirklich eine Hilfe sein. Nehmen Sie sich also dabei Zeit und kommunizieren Sie miteinander – auch ohne Worte. Das ist ohnehin eine der wesentlichen Voraussetzungen dafür, dass Sie ein erfülltes Sexleben haben. Wenn Sie gut aufeinander eingestellt sind und achtsam miteinander umgehen, stärkt das Ihr gegenseitiges Vertrauen. Und das wiederum beeinflusst Verlustängste und auch ein möglicherweise schwaches Selbstwertgefühl in puncto Sexualität positiv. Wissenschaftliche Untersuchungen zeigen, dass die Angst durch solch ein »Sensualitätstraining« nachweisbar abnimmt, Intimität häufiger stattfindet und die sexuelle Zufriedenheit gesteigert werden kann.[119]

TEIL III:
Der Urologische Werkzeugkasten Weitere Therapiemöglichkeiten der ED

In den ersten beiden Teilen des Buches konnte ich Ihnen hoffentlich vermitteln, dass die Umstellung der Lebensgewohnheiten die wichtigste, wirksamste und nachhaltigste Therapie bei Erektionsstörungen ist. Aber auch einem verständlichen Wunsch nach schneller und unkomplizierter Hilfe können wir Urologinnen und Urologen oft gerecht werden. Dazu stehen uns sehr wirksame medikamentöse und mechanische Mittel zur Verfügung, die Ihnen bei Erektionsstörungen mit großer Wahrscheinlichkeit helfen. Machen Sie sich aber bitte bewusst: Solche Therapien sind rein symptomatisch, sie können die Ursachen einer Potenzstörung nicht beheben.

DIE BLAUE PILLE
Viagra und Co.

Die bekanntesten Medikamente zur situativen Behandlung von Erektionsproblemen sind sogenannte Phosphodiesterase-5-Hemmer (PDE-5-Hemmer), von denen es verschiedene Handelsnamen und Wirkstoffe gibt: Viagra® (Sildenafil), Cialis® (Tadalafil), Levitra® (Vardenafil) und Spedra® (Avanafil). Die Medikamente haben eine ähnliche Wirksamkeit, weshalb ich auf geringfügige Unterschiede im Wirkprofil nur am Rande eingehen werde. Der populärste Vertreter, Viagra, ist auch als die »blaue Pille« bekannt. Es war das Jahr 1998, als unser Blauer Planet sein blaues Wunder erlebte. Mit der Markteinführung des gleichfarbigen Wundermittels entstand eine Art

Mythenbildung, oft verbunden mit großen Hoffnungen, zum Teil aber auch mit falschen Vorstellungen und unbegründeten Ängsten. Aufklärung ist an dieser Stelle vonnöten. Der Wirkstoff in Viagra heißt Sildenafil. Durch die Hemmung des Enzyms Phosphodiesterase 5 reichert sich bei sexueller Stimulation der Botenstoff cGMP vermehrt im Schwellkörper an. Wie im Kapitel »Grundlagen« erwähnt, führt dies zu einer Muskelentspannung in den Blutgefäßen und einem vermehrten Einströmen von Blut in den Schwellkörper. Die Schwellkörper des Penis werden besser durchblutet, die Erektion erfolgt schneller und kann länger aufrechterhalten werden.

Die Therapie wirkt nur dann, wenn es durch sexuelle Erregung das passende Signal vom Gehirn gibt und wenn die Nervenbahnen zwischen Gehirn und Penis nicht geschädigt sind. Viagra kann seine Wirkung nur nach sexueller Stimulation entfalten, weil das oben beschriebene Enzymsystem zuerst durch Nervenreize aktiviert werden muss. Es entsteht entgegen der landläufigen Vorstellung keine spontane Erektion. Sie müssen also keine Angst haben, dass Sie plötzlich mit einer Erektion im Supermarkt stehen. Und Viagra ist auch kein Aphrodisiakum, denn auf den Hormonspiegel und das Lustempfinden hat es keinen direkten Einfluss. Die Gefahr einer Abhängigkeit im körperlichen Sinne besteht ebenfalls nicht, wenn auch einige Männer bei Versagensängsten aufgrund der zuverlässigen Wirkung auf diese Unterstützung aus psychologischen Gründen nicht mehr verzichten möchten. Meist kann man diese Männer über eine schleichende Dosisreduktion aber wieder »entwöhnen«.

Viagra hilft immer dann gut, wenn der Erektionsstörung psychologische Probleme oder Durchblutungsstörungen zugrunde liegen. Hier beträgt die Ansprechrate über 70 %. Liegen hingegen Nervenschädigungen oder ein Hormonmangel vor, wirkt es in der Regel nicht so zuverlässig. Wird der Mangel an männlichen Hormonen wieder ausgeglichen, kann das zu einem besseren Ansprechen auf PDE-5-Hemmer führen, da die Produktion des gefäßerweiternden Stickoxids (NO) in der Gefäßwand über Testosteron reguliert wird. Es gibt Krankheiten, die durch ein Mosaik von Ursachen bedingt sind, wie zum Beispiel die Zuckerkrankheit, die sowohl die Blutgefäße als auch die Nervenbahnen schädigt. Hier kann sich ein Versuch mit Viagra lohnen, bei jedoch etwas geringerer Erfolgsrate. Aber nicht nur die Ursachen überschneiden sich, auch die Therapien ergänzen sich in ihrer Wirkung. So konnte eine Studie nachweisen, dass körperliche Aktivität die Wirksamkeit von Viagra noch weiter erhöht![120] Ein Grund mehr, parallel zur einfachen Medikamenteneinnahme das Trainingsprogramm zu durchlaufen.

Und noch kurz einige Hinweise zur Dosierung von Viagra. Die höchste Dosis pro Tablette beträgt 100 mg. Darüber sollte man nicht hinausgehen. Die Tabletten sind gut teilbar. Viele Patienten kommen mit einer mittleren Dosis von 50 mg gut zurecht, einige benötigen sogar nur 25 mg. Mehr als ein Drittel der Patienten erzielt nach der ersten Einnahme keinen ausreichenden Effekt, ein Wirkstoffwechsel oder eine höhere Dosierung führen dann zu Erfolgsraten von 70–80 %.

Die Einnahme erfolgt mindestens 30–60 Minuten vor dem geplanten Geschlechtsverkehr. Die Tablette wird mit alkoholfreier Flüssigkeit eingenommen. Durch fetthaltige Speisen wird die Aufnahme von Viagra durch den Körper deutlich verlangsamt. Ein Abstand von zwei Stunden zur letzten Mahlzeit ist daher empfehlenswert. Auch Alkohol kann die Wirkung abmildern oder Nebenwirkungen verstärken. Das Zeitfenster der Wirkung und somit für die Aufnahme einer sexuellen Aktivität beträgt circa vier Stunden. Bitte nicht mit der Wirkdauer verwechseln. Sie bekommen keine mehrstündige Dauererektion, wie die Mythenbildung um Viagra Sie glauben lassen könnte! Wem die Planerei zu lästig ist, der kann einmal täglich eine langwirksame Tablette mit dem

Wirkstoff Tadalafil in einer niedrigen Dosierung von 5 mg einnehmen. Diese hat ein Wirk-Zeitfenster von bis zu 36 Stunden und ermöglicht so einen spontaneren Geschlechtsverkehr.

Die typischen Nebenwirkungen der Potenz-Medikamente sind durch die Gefäßerweiterung zu erklären: Kopfschmerzen, Gesichtsrötung, eine verstopfte Nase oder Sodbrennen. Die oftmals befürchtete Dauererektion ist hingegen ein eher seltenes Phänomen. Durch die Gefäßerweiterung kann der Blutdruck absinken, was zu Schwindel und Kreislaufproblemen führen kann. PDE-5-Hemmer dürfen daher erst frühestens sechs Monate nach einem Schlaganfall oder Herzinfarkt wieder genutzt werden! Und Viagra darf nicht eingenommen werden, wenn man generell zu sehr niedrigem Blutdruck neigt oder bestimmte Medikamente einnimmt, die Nitrate enthalten. Da Viagra auch das verwandte Enzym PDE-6 auf der Netzhaut des Auges hemmt, kann es selten zu einem Blauschleier beim Sehen kommen. Blaues Wunder halt!

Da noch keine abschließenden Daten zu Langzeitnebenwirkungen vorliegen, wird derzeit empfohlen, Viagra maximal dreimal pro Woche einzunehmen. In Amerika wurde über eine erhöhte Rate an Hörschädigungen berichtet.[121] Außerdem könnte ein bereits bestehender Hautkrebs (Malignes Melanom) schneller wachsen.[122] Die anfangs in den Medien öffentlichkeitswirksam berichteten Fälle von Herzinfarkten ließen sich in der Regel auf eine Nichtbeachtung der oben genannten Gegenanzeigen zurückführen. Ansonsten beruht die Herzinfarktgefahr nicht auf der Einnahme von Viagra, sondern auf der erhöhten körperlichen Beanspruchung durch den Geschlechtsverkehr selbst! Wer jedoch in der Lage ist, 20 Minuten lang forsch zu gehen oder problemlos einige Stockwerke emporzusteigen, ist prinzipiell körperlich fit genug, um Sex in den verschiedensten Stellungen zu haben und auch Viagra einzunehmen.

Aber es gibt auch positive Begleiterscheinungen. Wissenschaftler haben bei Mäusen nach Gabe von Viagra eine auf das Dreifache gesteigerte Oxytocinausschüttung feststellen können.[123] Das Medikament könnte also sogar dazu führen, dass Depressionen positiv beeinflusst werden oder ein Mann öfter Händchen halten, schmusen und kuscheln will. Es gibt Berichte über weitere positive Nebeneffekte, zum Beispiel dass – zumindest im Tierversuch – die Rate an Darmkrebs durch den Wirkstoff Sildenafil gesenkt werden konnte.[124] Man versucht, die durchblutungsfördernde Wirkung und andere Effekte von Viagra in vielen Gebieten der Medizin zu nutzen, beispielsweise in der Schlaganfallbehandlung, bei Höhenkrankheit und Jetlag, bei bestimmten Haut- und Gefäßkrankheiten, ja sogar in der Demenz- und Alzheimer-Forschung. Viagra bleibt also Gegenstand äußerst spannender Forschungsprojekte, neuerdings auch bei Covid-19! Diesem brandheißen Aspekt habe ich daher ein kleines Bonuskapitel gewidmet.

Viagra muss ärztlich verordnet werden und ist rezeptpflichtig. Die Kosten werden von den Krankenkassen nicht erstattet, liegen aber seit Ablauf des Patentschutzes je nach Packungsgröße nur noch bei gut 1 Euro pro Tablette. Da diese gut teilbar sind, kommen die Nutzer niedriger Dosierungen noch günstiger weg.

DIE SPRITZE
Schwellkörperinjektionen

Bei Nichtansprechen auf PDE-5-Hemmer oder bei Gegenanzeigen gegen die Einnahme sind sogenannte Prostaglandine eine wichtige Alternative zu den potenzsteigernden Tabletten. Diese Mittel werden direkt in den Schwellkörper oder in die Harnröhre gegeben. Der wichtigste Wirkstoff aus dieser Stoffgruppe heißt Alprostadil, eine stark gefäßerweiternde Substanz. Auch Alprostadil bewirkt, dass die Muskelzellen in den Penisarterien erschlaffen, wodurch sich die Blutgefäße erweitern und Blut in die Schwellkörper einströmen kann. Hierzu wird das Medikament direkt seitlich in einen der beiden Penisschwellkörper gespritzt. Die Injektion ist nahezu schmerzfrei, da die verwendete Nadel sehr dünn ist. Vom Aufwand her ist das vergleichbar mit einer harmlosen Insulinspritze beim Diabetiker.

Nach der Injektion tritt die Erektion wenige Minuten später ein und kann für die Dauer von bis zu einer Stunde anhalten. Die Behandlung sollte also erst kurz vor dem geplanten Geschlechtsverkehr erfolgen. Nach einer professionellen Einweisung durch den Arzt kann die Injektion dann bei Bedarf zu Hause selbst durchgeführt werden. Sie trägt den schönen Namen »Schwellkörper-Autoinjektions-Therapie«, kurz SKAT. Diese Methode ist zwar invasiv, aber sehr zuverlässig. Bei etwa vier von fünf Männern kann durch eine SKAT eine ausreichende Erektion ausgelöst werden. Die Behandlung funktioniert sogar dann, wenn die Nervenbahnen zwischen Gehirn und Penis geschädigt sind, also beispielsweise bei einer Querschnittslähmung.

Fun Fact am Rande: Giles Brindley, der Erfinder dieser Methode, hat die Wirksamkeit 1983 bei einem Kongress in Las Vegas an sich selbst demonstriert, indem er sich kurz vor seinem Vortrag im Hotelzimmer das Mittel Papaverin injiziert hat, um dann während seiner Rede seine Erektion präsentieren zu können! Die Therapie wirkt also auch ohne sexuelle Erregung.[125]

Als Nebenwirkung wird hier in erster Linie eine verlängerte und schmerzhafte Erektion (ein sogenannter Priapismus) befürchtet. Wenn also die Erektion nach ein bis maximal zwei Stunden nicht abklingt, muss unbedingt ein Arzt aufgesucht werden, damit ein gefäßverengendes Gegenmittel gespritzt oder das gestaute Blut abgelassen werden kann. Wenn dies nicht zeitnah geschieht, können die Schwellkörper dauerhaft geschädigt werden. Daher ist es wichtig, in der Anfangsphase der Therapie gemeinsam mit dem behandelnden Arzt die individuell richtige Dosierung (zwischen 2,5 und 20 mg) herauszufinden.

Schmerzen bei der Injektion sind selten, manchmal treten Blutergüsse an der Einstichstelle auf, die aber meist harmlos sind. Der Ort der Injektion sollte allerdings regelmäßig gewechselt werden, da es sonst zu punktuellen Vernarbungen kommen kann, wenn man immer in die gleiche Region des Schwellkörpers sticht.

Männern, die Angst vor solchen Spritzen haben oder die sich eine Selbstinjektion in den Penisschwellkörper nicht zutrauen, kann die Gabe von Prostaglandin in Form eines Gels oder als Stäbchen in die Harnröhre als alternative Therapieoption angeboten werden. Dabei wird mithilfe eines Applikators der Wirkstoff einige Zentimeter tief vorne in die Harnröhre eingeführt. Die Wirkstoffmenge muss dabei im Vergleich zur Injektionstherapie deutlich höher sein, da das Alprostadil erst durch die Harnröhrenwand in den Schwellkörper diffundieren muss. Dadurch kann der Effekt etwas schwächer und unzuverlässiger eintreten als bei der direkten Injektion in den Schwellkörper. Manchmal werden durch das Einführen des Applikators auch Blutungen der empfindlichen Harnröhrenschleimhaut ausgelöst. Insgesamt ist die Therapie aber schmerz- und nebenwirkungsarm.[126]

Auch für dieses Verfahren haben sich die Erfinder einen schönen Namen ausgedacht: Medikamentöses Urethrales System zur Erektion – MUSE! Vielleicht wollten sie davon ablenken, dass auch die Kosten für alle Behandlungen mit Alprostadil in der Regel nicht von der Krankenkasse übernommen werden?

DIE PUMPE
Vakuumerektionshilfe

Anstelle von medikamentösen Therapien mit Tabletten oder Injektionen kann auch eine sogenannte Penispumpe zur Anwendung kommen, bei der mechanisch das Blut in die Schwellkörper gesaugt und der Blutabstrom durch einen Gummiring, der an der Peniswurzel angelegt wird, verhindert wird. Dieses System kann prinzipiell bei jeder Form von Potenzstörungen eingesetzt werden, da es sich um eine rein äußerliche Anwendung handelt. Die Vakuumpumpe besteht aus einem Kunststoffzylinder, an dessen Ende sich eine Pumpe befindet, über die ein kontrollierter Unterdruck erzeugt werden kann. Dabei wird zunächst der schlaffe Penis in den Plastikzylinder eingeführt. Durch das Absaugen der Luft entsteht im Zylinder ein Vakuum, wodurch wiederum Blut in den Schwellkörper hineingesogen wird. Es kommt zum Anschwellen und zu einer Verhärtung des Penis. Ist das Glied dann ausreichend steif, wird an der Peniswurzel ein Abdichtungsgummi angelegt, der den Blutabfluss verhindert. Wichtig ist die individuelle Auswahl und Anpassung der Spannungsringe, die in unterschiedlicher Größe und Stärke verfügbar sind. Der Ring darf weder zu locker noch zu straff sitzen.

Der Blutstau sollte insgesamt nicht länger als eine halbe Stunde belassen werden, um eine Blutgerinnung im Schwellkörper mit nachfolgenden Vernarbungen oder Durchblutungsstörungen zu verhindern. Wird der Spannungsring zu lange belassen, kann es auch zu Blutergüssen oder einer teigigen Schwellung der Penishaut kommen. Weitere mögliche Nebenwirkungen sind Schmerzen durch den Stauungsring sowie Missempfindungen oder ein Kältegefühl an der Eichel. Der Samenerguss ist meist abgeschwächt, da auch die Harnröhre durch den Gummiring abgedrückt werden kann.

Für einige Männer erscheint die Handhabung eines solchen

Gerätes zu umständlich. Durch eine ausführliche Einweisung und die notwendige Geduld bei der Anwendung kann jedoch die Zufriedenheitsrate mit dem System deutlich gesteigert werden. Meist ist ein detailliertes Instruktionsvideo im Lieferumfang enthalten. Befragungen zeigen, dass zwei von drei Paaren mit dem Effekt der Anwendung zufrieden sind.[127] Ein weiterer Pluspunkt: Die regelmäßige Anwendung verbessert generell die Durchblutung des Penis und verhindert so einen Umbau des Bindegewebes im Schwellkörper, wie er bei einer länger bestehenden sexuellen Inaktivität auftreten kann.

Die Kosten für eine Vakuumpumpe trägt bei körperlich bedingten Erektionsstörungen nach ärztlicher Verordnung in den meisten Fällen sogar die Krankenversicherung.

DIE PROTHESE
Schwellkörperimplantat

Sollte auch die rein mechanische Vakuumpumpe nicht funktionieren, kann der Mann sich zu guter Letzt ein Schwellkörperimplantat einbauen lassen. Eine solche »Penisprothese« wird allerdings erst dann eingesetzt, wenn alle anderen Behandlungsmöglichkeiten ausgeschöpft sind, wenn der Mann nach gründlicher ärztlicher Untersuchung für dieses Verfahren geeignet erscheint und er sich die Handhabung des Systems selbst zutraut.

Dabei gibt es zwei verschiedene Systeme: biegsame oder aufblasbare Implantate. Das biegsame Modell wird auch als semirigide Penisprothese bezeichnet. Es besteht aus zwei Silikonstäben mit einem darin eingebetteten Metallgeflecht, wodurch die Stellung der Prothese modifiziert werden kann. In jeden Schwellkörper wird im Rahmen einer Operation über einen kleinen Schnitt an der Penisbasis ein solcher biegsamer Stab eingebaut. Dadurch wird eine dauerhafte künstliche Erektion bewirkt. Im Ruhezustand wird die Prothese nach unten gebogen, vor dem Geschlechtsverkehr wird sie dann manuell nach oben aufgerichtet. Der Nachteil liegt auf der Hand (und in der Hose): Im Alltag ist die dauerhaft bestehende Härte des Penis oft sehr störend.

Daher verwendet man heutzutage meist hydraulische, das heißt aufblasbare Implantate. Über eine kleine Pumpe im Hodensack kann man Flüssigkeit aus einem Ballonreservoir, das im Bauchraum platziert wird, in die beiden künstlichen Schwellkörperzylinder pressen und nach dem Geschlechtsverkehr wieder ablassen. Der Patient kann also durch eine Betätigung der Pumpe eine Erektion zum gewünschten Zeitpunkt selbst herbeiführen. Dies ahmt den natürlichen Erektionsverlauf besser nach. Hydraulische Prothesen sind technisch komplexer und daher mit einer höheren Komplikationsrate behaftet.[128]

Bei beiden Methoden gibt es Nachteile und Risiken: Der Penis ist trotz einer Schwellkörperprothese oft etwas kürzer und insbesondere schmaler als ein normal erigiertes Glied, da herkömmliche Prothesen sich nur in der Länge, nicht jedoch in der Breite ausdehnen. Und die Eichel wird dabei nicht wie gewohnt hart, da diese zum Harnröhren-Schwellkörper gehört. Weil beim Einbau einer Prothese das natürliche Schwellkörpergewebe zerstört wird, sind die Folgen dieser Methoden unumkehrbar.

Eine der häufigsten Komplikationen ist die Infektion, die sich vor allem durch Schmerzen, Rötungen und Schwellungen äußert. Diabetiker sind hier besonders gefährdet. Leider bekommt man das dann meist mit Antibiotika nicht mehr in den Griff, sodass oft ein Ausbau der Prothese notwendig wird. Aber auch ohne bakterielle Infektion kann jedes in den Körper implantierte Fremdmaterial Druckgeschwüre oder Blutungen verursachen, insbesondere wenn die Größe des Implantates nicht gut auf die Penisgröße abgestimmt ist. Narbenbildungen können zu einer Verkrümmung des erigierten Penis führen. Auch wenn die langfristige Störanfälligkeit dieses komplexen mechanischen Systems bei bis zu 25 % liegt, ist die Zufriedenheit der Anwender trotzdem sehr hoch. Neun von zehn Patienten würden den Eingriff jederzeit wieder machen lassen!

In Deutschland werden die Kosten von über 10 000 Euro, die bei einer derartigen Operation anfallen, nur bei Vorliegen schwerwiegender Gründe von den Krankenkassen getragen.

DER ENERGIESCHUB
Stoßwellentherapie

Ein neuer Therapieansatz, der in den letzten Jahre Einzug in das urologische Behandlungsspektrum gehalten hat, ist die Stoßwellentherapie. Das Prinzip beruht darauf, die Bildung neuer Blutgefäße im Penis zu stimulieren. Demnach sprechen Männer, bei denen Durchblutungsstörungen die Ursache der erektilen Dysfunktion sind, am besten auf diese Therapie an. Dabei werden Stoßwellen niedriger Energie über eine Sonde an mehreren Punkten auf den gestreckten Penisschaft übertragen. Die etwa halbstündigen Sitzungen finden ein bis zwei Mal pro Woche statt, die Behandlung insgesamt dauert zwischen sechs und zwölf Wochen. Eine Betäubung ist hierzu nicht notwendig. Nebenwirkungen oder signifikante Risiken sind bisher nicht beschrieben. Wissenschaftliche Studien zeigten, dass vier von fünf behandelten Männern mit Durchblutungsstörungen zumindest eine leichte Besserung berichteten.[129] Die verfügbaren Daten zur Wirksamkeit sind schwierig zu vergleichen, da verschiedene Stoßwellengeneratoren und Behandlungsprotokolle verwendet wurden.[130] Der Effekt tritt eher kontinuierlich, aber bereits nach den ersten Anwendungen ein. Die Wirksamkeit scheint schwächer zu sein als bei der medikamentösen Therapie und lässt nach einiger Zeit auch wieder nach. Pro Sitzung fallen Kosten von bis zu 200 Euro an.

Für Patienten mit schwerer ED, die auf PDE-5-Hemmer nicht ansprechen und invasivere Behandlungen vermeiden möchten, ist auf dieser Grundlage ein Therapieversuch zu rechtfertigen. Größere Studien und längerfristige Follow-up-Daten sind jedoch erforderlich, bevor ich eine uneingeschränkte Empfehlung aussprechen kann!

TEIL IV:
Extras

KRAFT-STOFFE
Nützliche Lebensmittel

Es gibt Bestandteile von Nahrungsmitteln, die einen Effekt auf Ihr Sexualleben haben können. Ergänzend zum Kapitel zur »Ernährung« möchte ich Ihnen gerne eine kleine Einkaufsliste an die Hand geben, die Ihnen hilft, die richtigen Lebensmittel auszuwählen, um Lust und Potenz zu erhalten und zu fördern.

Einfluss auf Testosteron und Libido

In Bezug auf Ernährung und Testosteron gibt es einige Risiken, die Sie kennen sollten. Ich gebe Ihnen ein paar Beispiele: So haben Vegetarier einen höheren Anteil an Sexualhormonbindendem Globulin (SHBG).[131] Auch Leinsamen – die ja eigentlich empfehlenswert sind – können den SHBG-Spiegel erhöhen und damit das aktive freie Testosteron binden. Die in Leinsamen enthaltenen Lignane senken zusätzlich den Testosteronspiegel, weil sie den weiblichen Östrogenen sehr ähnlich sind. Selbst bei Nüssen rate ich Ihnen, genau zu unterscheiden: Macadamia- und Paranüsse sollen den Testosteronspiegel nicht beeinflussen oder sogar erhöhen, doch Mandeln, Erdnüsse und Walnüsse sollen das aktive Dihydrotestosteron (DHT) durch den Inhaltsstoff Beta-Sitosterol über eine Enzymblockade vermindern oder den SHBG-Anteil erhöhen.

In Tierversuchen zeigte Minze eine deutliche Absenkung des Testosteronspiegels um bis zu 50 %![132] Auch Tomaten reduzieren durch das enthaltene Lycopin den Testosteronspiegel.[133] Und glutenhaltige Lebensmittel, besonders die mit Weizen oder Dinkel, sorgen für eine erhöhte Produktion des Hormons Prolaktin, das den Testosteronspiegel beschränken kann – das lassen zumindest Studien bei Zöliakie-Patienten vermuten.[134]

Bevor man nun einige Lebensmittel von seinem Ernährungsplan streicht oder andere besonders viel isst, lohnt sich gegebenenfalls eine Bestimmung der Blutwerte von SHBG und freiem Testosteron.

Es gibt jedoch auch Pflanzen, die die Hormonbildung in unserem Körper anregen oder den Testosteronabbau drosseln sollen. Das sind zum Beispiel Pinienkerne oder Kiefernpollen (meist als Tinktur erhältlich) oder auch Sellerie. In ihnen sind testosteronähnliche Hormone (sogenannte Phytoandrogene) und Enzyme enthalten, welche die Testosteronbildung begünstigen.[135] Olivenblattextrakte oder Mais aktivieren das Luteinisierende Hormon (LH), das die Testosteronproduktion in Gang setzt. Auch mit hoch dosiertem Knoblauch steigern Sie Ihren Testosteronspiegel. Ich glaube aber kaum, dass Sie die notwendige Dosierung von 3 g (= 5 Zehen) am Tag durchhalten können. Laut Studien steigert auch Vitamin D die Potenz, indem es den Testosteronspiegel steigen lässt. Viel Vitamin D haben Hering, Lachs, Hühnereigelb und Pilze wie Pfifferlinge und Champignons.

Alternativ können Sie auch versuchen, den Östrogenspiegel in Ihrem Blut zu senken. Dafür geeignet sind Champignons, Zwiebeln und Granatäpfel. Kohlgewächse und Brennnesselwurzeln schließlich hemmen das mehrfach erwähnte Enzym Aromatose, das Testosteron in das weibliche Hormon Östrogen umwandelt.

- Halten Sie sich wegen der Absenkung des Testosteronspiegels etwas zurück bei Leinsamen, Minze, Tomaten und Gluten!
- Steigern Sie Ihr Testosteron mit Pinienkernen, Kiefernpollen, Sellerie, Olivenblattextrakten, Mais, Knoblauch und viel Vitamin D!
- Reduzieren Sie Ihr Östrogen mit Champignons, Zwiebeln, Granatäpfeln, Kohl und Brennnesselwurzeln!

Einfluss auf Durchblutung und Potenz

Die Liste möglicher pflanzlicher Potenzmittel ist lang. Leider liegen nur wenige Studien zu deren Wirksamkeit vor. Daher liste ich Ihnen hier nur die gängigsten Präparate auf, mit Hinweisen darauf, wie sie den Stoffwechsel und letztlich den Blutfluss positiv beeinflussen.

Der Aminosäure **L-Arginin** werden potenzsteigernde Eigenschaften zugeschrieben, da sie für die Produktion von Stickstoffmonoxid (NO) im Körper sorgt. NO wiederum aktiviert ein Enzym für die Bildung des stark gefäßerweiternden Botenstoffes cyclisches Guanosinmonophosphat (cGMP). Beide Stoffe (NO und cGMP) sind – wie bekannt – für den Aufbau einer Erektion sehr wichtig.[136]

Koreanische Studien zeigten, dass **Ginseng** ähnlich wie L-Arginin für eine erhöhte Produktion von Stickstoffmonoxid (NO) im Blut sorgt und somit im Penis eine Gefäßerweiterung bewirken kann.[137] Sie müssen Ginseng aber über Wochen und Monate einnehmen, damit sich die erektile Funktion tatsächlich verbessert. In einigen Studien ist von täglichen Dosen von 3 × 1000 mg Ginseng die Rede. Außerdem wird Ginseng nachgesagt, dass er den Testosteronspiegel, die Libido und die Fruchtbarkeit positiv beeinflusst. In China ist Ginseng schon lange als Aphrodisiakum bekannt. Das Wurzelpulver ist als Kapsel oder Tablette erhältlich. Diabetiker müssen vorsichtig sein, da eine Neigung zur Unterzuckerung beschrieben wurde.

Anthocyane fördern Studien zufolge die Blutzirkulation. Aus dem Griechischen übersetzt, bedeutet das Wort »dunkelblaue Blüte«. Diese Pflanzenstoffe finden sich demnach in allen Obst- und Gemüsesorten, die eine rot-blaue Färbung aufweisen. Sie können das Risiko einer erektilen Dysfunktion nachweislich verringern, indem Sie Lebensmittel verzehren, die reich an solchen Inhaltsstoffen aus der Gruppe der Flavonoide sind.[138]

- **L-Arginin** findet sich in Erdnüssen, Mandeln, Kürbiskernen, Buchweizen, Hülsenfrüchten wie Linsen, Thunfisch, Hühner- und Rindfleisch. Es ist auch als Nahrungsergänzungsmittel erhältlich.
- Nehmen Sie **Ginseng** als pflanzliches Nahrungsergänzungsmittel!
- **Anthocyane** finden Sie in
  Obst: Brombeeren, Heidelbeeren, Himbeeren, Blaubeeren, Kirschen, Johannisbeeren, Sauerkirschen.
  Gemüse: Auberginen, Rotkohl, roten Paprika, roten Zwiebeln, Radieschen, Zitrusfrüchten.
- Die überaus gesunden **Omega-3-Fettsäuren** finden Sie vor allem in Fischsorten wie Hering, Lachs, Makrele oder Rotbarsch sowie in vielen Ölen wie Leinöl, Walnussöl, Rapsöl oder Weizenkeimöl.

Welche wunderbaren Rezepte Sie sich nun aus diesen Zutaten zusammenstellen, überlasse ich Ihrer Fantasie. Zwei Vorschläge finden Sie auch in der App!

WEHRET DEN ANFÄNGEN
Prävention und Vorsorge

Wenn der Begriff »Vorsorge« fällt, denken wir Männer zumeist an Dinge wie Vermögensaufbau, Rente oder Versicherungen. Die gesundheitliche Vorsorge wird dabei gerne ausgeblendet. Zugegeben, das Wort »Vorsorge« ist auch etwas irreführend, weil durch eine Vorsorgeuntersuchung beispielsweise eine Krebserkrankung ja nicht vermieden, sondern nur früh erkannt werden kann. Vorsorge im eigentlichen Wortsinn bedeutet eher Vorbeugung, also Krankheitsvermeidung oder Prävention. Maßnahmen hingegen, die der frühen Entdeckung einer Krankheit dienen, nennen wir besser Früherkennung, oder noch genauer »Sekundärprävention«. Zu verwirrend? Okay, Gründe genug, etwas Licht in den Dschungel der Begriffe zu bringen und genauer hinzuschauen.

Grundsätzlich lassen sich alle Maßnahmen, die unter dem Oberbegriff »Prävention« geführt werden, je nach Zielsetzung in Primär-, Sekundär- und Tertiärprävention aufteilen.

Was ist Primärprävention?

Mit der Primärprävention will man schon das Auftreten von Erkrankungen verhindern. Der wichtigste Aspekt ist hier sicherlich das Vermeiden von Risikofaktoren. Einfache und offensichtliche Zusammenhänge zwischen schädigenden Verhaltensweisen wie Rauchen, übermäßigem Trinken und Essen, mangelnder Bewegung oder intensivem Sonnenbaden und den in der Folge auftretenden Krankheiten werden von uns Männern oft beharrlich geleugnet. Da fehlt uns einfach die Risikokompetenz. Wir weigern uns, aus den Erfahrungen anderer zu lernen oder wissenschaftliche Erkenntnisse in den Alltag umzusetzen, und begehen lieber zunächst eigene Fehler. Motivationshilfen zur Lebensstiländerung finden Sie im Kapitel zu den »Mentalen Übungen« ab S. 82.

Zu den Maßnahmen der Primärprävention zählen im Übrigen auch alle Impfungen, die ich Ihnen im Vorsorgeplan am Ende dieses Kapitels mit aufgelistet habe.

Was ist Sekundärprävention?

Unter dem Begriff »Sekundärprävention« sind alle Maßnahmen der Früherkennung zusammengefasst, also jene Untersuchungen, die wir umgangssprachlich als »Vorsorge« bezeichnen. Sekundärprävention hat das Ziel, jene Befunde zu erfassen, die noch keine Symptome verursachen, die noch keine bleibenden Schäden angerichtet haben oder noch nicht die Grenze zu nicht mehr heilbaren Tumoren überschritten haben. Voraussetzung ist, dass auch Untersuchungsmethoden existieren, die solche Befunde früh erkennen können. Die positiven Effekte sind durch große Studien belegt, die Risiken gering. Durch eine frühzeitige Behandlung bestehen oftmals gute bis sehr gute Aussichten auf Heilung.

Die gesetzlichen Krankenkassen bieten ein Basisprogramm zur Früherkennung an. Die Teilnahme an diesen Untersuchungen ist für gesetzlich Krankenversicherte in Deutschland kostenfrei. Im Detail geht es vorwiegend um die frühe Erkennung von Herz-Kreislauf-Erkrankungen und Tumoren. Was also sollten Sie wann tun?

Ab einem Alter von 35 Jahren können Männer (und Frauen) derzeit alle drei Jahre einen Gesundheitscheck beim Hausarzt durchführen lassen. Dies dient der Früherkennung insbesondere von Herz-Kreislauf-Erkrankungen, Nierenproblemen und einer Zuckerkrankheit (Diabetes mellitus). Der Check-up beinhaltet zunächst ein ausführliches Gespräch. Zudem werden folgende Untersuchungen durchgeführt:

- Ganzkörper-Untersuchung mit Abhören von Herz und Lunge und Abtasten des Bauches
- Beurteilung des Bewegungsapparates, der Haut und der Sinnesorgane
- Erhebung des Impfstatus
- Bluttests (insbesondere Bestimmung aller Blutfette)
- Urintests auf Eiweiß, Zucker, Nitrit, rote und weiße Blutkörperchen

Die Leitlinien der Europäischen Gesellschaft für Kardiologie empfehlen Männern ab 40 Jahren zudem, sich einer Untersuchung bei einer Kardiologin oder einem Kardiologen (Herzspezialisten) zu unterziehen. Dieser Empfehlung schließe ich mich hiermit an! Was wird da gemacht? Laboruntersuchungen, ein Ultraschall des Herzens und ein Belastungs-EKG (Echokardiogramm) sind die Eckpfeiler des Programms. Je nach Befund wird die Ärztin oder der Arzt Ihnen sagen, wie oft solche Untersuchungen dann wiederholt werden sollten. In Deutschland ist dieses Screening aber noch keine Kassenleistung.

Zur Urologin oder zum Urologen sollten Sie dann spätestens ab dem 45. Lebensjahr – und zwar einmal pro Jahr. Die Untersuchung dort umfasst das Abtasten der äußeren Genitalien, also der Hoden und des Penis. Dabei achtet die Ärztin oder der Arzt auf eventuelle Verhärtungen oder Größenunterschiede der beiden Hoden. Eine Beurteilung der Leistenregion zeigt, ob ein Leistenbruch vorliegt oder die Lymphknoten in der Leistengegend vergrößert oder schmerzhaft sind. Nach der Untersuchung der äußeren Genitalien tastet der Urologe die Prostata vom Anus her auf mögliche Verhärtungen oder andere Auffälligkeiten ab, die mit Prostatakrebs in Verbindung gebracht werden könnten. Auch Veränderungen des Anus oder des Mastdarms werden so erfasst.

Aber auch beim Urologen gilt: Wer sich mehr als den tastenden Finger und den Griff in die Leisten leisten möchte, muss diese individuellen Gesundheitsleistungen (IGeL) gegebenenfalls selbst bezahlen. Der Hintergrund: Es gibt Untersuchungen, die über den Rahmen der Früherkennung hinausgehen und von den gesetzlichen Krankenkassen nicht bezahlt werden, weil die Datenlage (noch) nicht ausreichend ist, um einen generellen Einsatz zu befürworten. Wir sprechen hier von Laborwerten wie zum Beispiel dem Prostatakrebswert PSA (Prostata-spezifisches Antigen) oder bestimmten Urin-Krebstests. Auch eine Ultraschalluntersuchung urologischer Organe wie Prostata, Niere oder Harnblase müssen Sie selbst bezahlen. Ob Sie diese individuellen Leistungen in Anspruch nehmen, müssen Sie für sich entscheiden. Aus meiner Sicht ist zumindest die Bestimmung des PSA-Wertes eindeutig zu empfehlen, wenn Sie es mit der »Früherkennung« ernst nehmen.

Bleibt noch die Darmkrebs-»Vorsorge«: Darmkrebs wächst meist sehr langsam und unbemerkt. Treten aber Symptome auf, ist die Erkrankung meist schon fortgeschritten. Das Erkrankungsrisiko steigt mit dem Alter und Männer sind deutlich stärker gefährdet als Frauen. Da man Vorstufen und Frühstadien über einen Blutnachweis im Stuhl und durch endoskopische Untersuchungen sehr gut nachweisen kann, ist die Darmkrebs-Früherkennung ein Paradebeispiel für eine sinnvolle Sekundärprävention!

Ab dem 50. Lebensjahr haben alle gesetzlich Versicherten Anspruch auf Beratungen und Untersuchungen zur Früherkennung von Darmkrebs. Männer können wählen: entweder ab 50 Jahren ein jährlicher Stuhltest auf verstecktes Blut oder eine Darmspiegelung (Koloskopie), die nach zehn Jahren wiederholt werden sollte. Darmspezialisten (Gastroenterologen) können durch eine Darmspiegelung einen Darmtumor ausschließen und eventuelle Vorstufen (Polypen) direkt beseitigen. Wer erst mit 55 Jahren in die Früherkennung startet, sollte unbedingt die zwei Koloskopien im Abstand von zehn Jahren durchführen lassen und erhält zusätzlich alle zwei Jahre den Stuhltest auf unsichtbares Blut.

Was ist Tertiärprävention?

Im Rahmen der tertiären Prävention soll das erneute Auftreten einer Krankheit, ein sogenanntes Rezidiv, vermieden beziehungsweise die Folgen einer Krankheit abgeschwächt werden, zum Beispiel durch gezielte Rehabilitationsmaßnahmen. Mein Buch und das Trainingsprogramm bieten Ihnen neben den wichtigen Hinweisen zur Krankheitsvermeidung (Primärprävention) auch systematische Hilfe bei der Bewältigung bereits bestehender Störungen. Buch und App sind also eine Art Rehaklinik für Ihre Jackentasche!

Ihre Kontrolluntersuchungen im Überblick

- Bis 17 Jahre:
  U- und J-Untersuchungen beim Kinderarzt
  Standard- und Auffrischungsimpfungen, insbesondere HPV-Impfung bei Jungs zwischen 9 und 17 Jahren (z. B. im Rahmen der J1-Untersuchung)

- 18–35 Jahre:
  Einmaliger Anspruch auf einen Gesundheits-Check-up beim Hausarzt

- Ab 35 Jahren:
  Alle 3 Jahre Gesundheits-Check-up beim Hausarzt
  Alle 2 Jahre Hautkrebs-Screening beim Hautarzt

- 14–45 Jahre:
  Selbsttest: Hoden-Check (monatlich Hoden selbst abtasten)
  Anleitung unter: *www.hodencheck.de*

- Ab 45 Jahren:
  Einmal pro Jahr urologische Früherkennung (Penis, Hoden, Prostata, Leiste, Lymphknoten)

- Ab 50 Jahren:
  Darmkrebs-Früherkennung
  Wahlweise jährlicher Test auf verstecktes Blut im Stuhl beim Hausarzt oder
  zwei Darmspiegelungen im Abstand von zehn Jahren beim Gastroenterologen

- Ab 55 Jahren:
  Darmkrebs-Früherkennung
  Zwei Darmspiegelungen im Abstand von zehn Jahren beim Gastroenterologen,
  dazwischen und danach alle zwei Jahre Test auf okkultes Blut im Stuhl beim Hausarzt

- Ab 60 Jahren:
  Hausarzt: Grippeschutz- (Influenza-) und Pneumokokken-Impfung

- Ab 65 Jahren:
  Einmalig Ultraschalluntersuchung zur Früherkennung einer Erweiterung der Bauchschlagader

- In jedem Alter:
  Impfstatus überprüfen und Impfung gegen Covid-19!

UROLOGIE GEHT VIRAL
Potenzstörungen bei (Long)-Covid

Es wird immer deutlicher, dass Covid-19, die durch das SARS-Coronavirus-2 verursachte Viruserkrankung, langfristige Symptome verursachen kann, die unter dem Sammelbegriff »Long-Covid« zusammengefasst werden.[139] Dazu zählen vorwiegend Atembeschwerden, Müdigkeit und Angststörungen. Jeder zweite bis dritte Betroffene, der im Akutstadium Beschwerden hatte, hat auch nach drei bis sechs Monaten noch mindestens ein Symptom.[140] Die Schwere von Long-Covid ist häufig proportional zum Vorhandensein und dem Schweregrad von anderen Begleiterkrankungen. An dieser Stelle schließen sich erneut zwei Kreise, denn die Risikofaktoren für einen schweren Verlauf von Covid-19, für Herz-Kreislauf-Erkrankungen sowie für sexuelle Funktionsstörungen ähneln sich und müssen hier nicht erneut wiederholt werden.

Was aber betont werden muss: Erektionsstörungen werden somit zu einem möglichen Symptom von Long-Covid. Und nicht nur das. Aufgrund der Empfindlichkeit der Blutgefäße könnte es sogar eines der ersten (und auch einzigen) Symptome sein, die auftreten, und eines der letzten, die wieder abklingen – sozusagen ein empfindlicher Sensor für den Verlauf eines möglichen Long-Covid. Oder noch anders formuliert: Patienten, die Symptome einer erektilen Dysfunktion entwickeln, haben möglicherweise tatsächlich ein schlechteres Risikoprofil in Bezug auf alle anderen Komplikationen eines Long-Covid im Vergleich zu denen, die trotz der Infektion eine gute Erektionsfähigkeit behalten. Eine internationale Arbeitsgruppe hat eine Zusammenschau der bisher verfügbaren wissenschaftlichen Literatur zu diesem Thema erstellt und sogar den Begriff des »sexuellen Long-Covid« (SLC) etabliert.[141]

Eine Coronavirus-Infektion kann deshalb so viele Organsysteme betreffen, weil der Rezeptor, der das Eindringen des

Virus in die Zellen ermöglicht, fast überall im Körper vorkommt. Diese Andockstelle des Virus heißt Angiotensin-Converting-Enzym-2-Rezeptor (ACE2). Auch im Penisgewebe von Covid-Patienten wurde schon Erbgut (RNA) von SARS-CoV-2 gefunden. Und weitere Studien aus Gewebeproben zeigten zudem eine verminderte Bildung des Enzyms Stickstoffmonoxid-Synthase in den Wandzellen der Blutgefäße.[142] Wie Sie sich erinnern, ist Stickstoffmonoxid (NO) wichtig für die Gefäßerweiterung im Penis. Das Eindringen des Virus ins Penisgewebe und ein möglicher Störungsmechanismus der Erektion können somit also als bewiesen gelten.

Je nach Vorschädigung der Blutgefäße genügt oft schon eine geringe chronische Entzündung, um die Blutversorgung merklich zu verschlechtern. Aber nicht nur die Blutgefäße werden in Mitleidenschaft gezogen. Die Ursachen, warum Covid-19 die Potenz beeinträchtigen kann, sind – neben einer Reduktion der allgemeinen Belastungsfähigkeit – auf mehreren weiteren Ebenen zu suchen[143]:

Die Beteiligung der Lunge kann zu bleibenden Lungenveränderungen mit Vernarbung des Lungengewebes, zu einer sogenannten Lungenfibrose führen, was immerhin noch jeden dritten Patienten drei Monate nach Krankenhausentlassung betrifft.[144] Die Folge: Die Sauerstoffsättigung im Blut nimmt bei einer Lungenfibrose ähnlich stark ab wie bei einer chronisch-obstruktiven Lungenkrankheit (COPD), die beispielsweise bei Rauchern sehr häufig ist. Da Sauerstoff notwendig für die Produktion von Stickoxid (NO) ist, wirkt sich auch eine Lungenfibrose negativ auf die Erektion aus.

So wie jedes Organsystem können auch das Gehirn und die Nerven in Mitleidenschaft gezogen werden. SARS-CoV-2 wurde in der Gehirn- und Rückenmarksflüssigkeit nachgewiesen. Da zudem sowohl eine vermehrte Bildung sogenannter Zytokine als auch eine Aktivierung von Mastzellen festgestellt werden konnte – beides Faktoren, die bei der Abwehr von

Erregern eine Rolle spielen –, vermutet man auch hier eine chronische Entzündung als Ursache.[145] Es kann im Gehirn zu Thrombosen und Schlaganfällen oder zu einer verminderten Sauerstoffversorgung mit langfristigen neurologischen Schäden kommen.

Auf psychiatrischem Gebiet sind die häufigsten Symptome Müdigkeit, Kopfschmerzen und ein sogenannter Gehirnnebel (»Brain Fog«). Der Sammelbegriff Gehirnnebel bezeichnet die Beeinträchtigung von Funktionen wie Wahrnehmung, Aufmerksamkeit oder Gedächtnis. Die entsprechenden Symptome sind dann Verwirrtheit, Denkträgheit und Konzentrationsschwierigkeiten. Bei der Müdigkeit handelt es sich um einen anhaltenden Erschöpfungszustand, der die körperliche und geistige Energie stark belastet und von Patienten häufig über mehrere Wochen nach der akuten Phase von Covid-19 sogar unabhängig von der Schwere der Erkrankung berichtet wird. Mehr als jeder zweite Long-Covid-Patient leidet unter einem solchen sogenannten Fatigue-Syndrom.[146]

Und obendrauf kommen noch die psychischen Belastungsfaktoren. Derzeit verfügbare Studien besagen, dass jeder fünfte bis sechste Covid-19-Patient drei Monate nach der Entlassung aus dem Krankenhaus noch depressive Symptome oder eine posttraumatische Belastungsstörung (PTBS) hat.[147] Angstzustände und Depressionen gelten ja seit Langem als Risikofaktoren für die Entwicklung sexueller Funktionsstörungen. Und die Beziehung zwischen sexueller und psychischer Gesundheit ist eine gegenseitige. Das heißt im Klartext, dass sexuelle Aktivität als Bewältigungsmechanismus fungiert und dazu beitragen kann, die psychische Gesundheit zu erhalten. Tatsächlich haben Daten aus Italien eine vorbeugende Wirkung sexueller Aktivität in Bezug auf das Risiko der Entwicklung von Angstzuständen und Depressionen festgestellt.[148]

Leider sind wir noch nicht am Ende. Auch der Hormonhaushalt und Stoffwechselprozesse werden durch Long-Covid beeinflusst. Das Auftreten einer Zuckerkrankheit durch eine Schädigung der Bauchspeicheldrüse könnte dabei der besorgniserregendste Punkt sein. Die schwerwiegenden Folgen eines Diabetes mellitus für die Potenz hatte ich Ihnen ja schon im Kapitel zu den »Risikofaktoren« ab S. 24 dargelegt. Die ACE-2-Rezeptoren, die das Eindringen des Virus in eine Körperzelle erlauben, gibt es aber auch in anderen wichtigen Hormondrüsen des Körpers wie in den übergeordneten Steuerungsdrüsen im Gehirn (Hypothalamus und Hypophyse) – sowie: in den Hoden. Eine Schädigung der Hodenfunktion kann so zu einem anhaltenden Testosteronmangel führen[149], der dann wiederum die Libido, die Potenz und die Immunantwort negativ beeinflussen kann. Auch wenn die Datenlage noch etwas dünn ist, so vermutet man doch, dass Covid-19 auch die Fruchtbarkeit des Mannes beeinträchtigen könnte und dass diese Auswirkungen dann sekundär auch zu einer Verschlechterung der sexuellen Gesundheit bei den betroffenen Paaren beitragen kann.

Daher sende ich hiermit abschließend meine eindeutige und eindrückliche Botschaft an alle Impfgegner aus: Nehmen Sie dieses Kapitel bitte sehr ernst, falls Ihnen etwas an Ihrer sexuellen Gesundheit gelegen ist! Und allen Lesern, die trotzdem noch immer zögern, sich impfen zu lassen, muss ich leider prognostizieren: »No vax, no sex«!

Denjenigen, die ohne oder trotz Impfung Symptome eines Long-Covid erleiden müssen, möchte ich jedoch ein wenig Hoffnung machen. Der in Viagra enthaltene Wirkstoff Sildenafil könnte sich nicht nur in der Behandlung der Potenzstörungen, sondern auch für die Bekämpfung anderer Covid-Symptome als besonders hilfreich erweisen.[150] Da die Medikamentenentwicklung für ein spezifisches Medikament gegen Coronaviren sehr lange dauert, versucht man die Wirkungsweise bereits vorhandener Medikamente zu nutzen und diese dann für neue Anwendungsbereiche umzuwidmen (sogenanntes Drug-Repurposing). Und hier kommt Viagra ins Spiel. Die durch PDE-5-Hemmer bewirkte Gefäßerweiterung verbessert auch die Durchblutung der Lunge und steigert den Gasaustausch in den Lungenbläschen. Viagra vermindert die Blutgerinnung und hemmt die Verdickung der Gefäßwände, wodurch es zu weniger Gefäßverstopfungen kommen könnte. Es hat sogar entzündungshemmende und zellschützende Eigenschaften.

Die Hoffnung erscheint also berechtigt. Und da das Mittel seit Jahren etabliert ist, konnte man in der Medizin bereits viel Erfahrung damit sammeln. Die Vorteile liegen auf der Hand. Viagra ist in der Anwendung sehr sicher und mittlerweile sehr günstig und breit verfügbar. Die Tabletten sind gut teilbar und damit individuell dosierbar. Bitte laufen Sie aber nicht gleich in eine Apotheke! Aktuell darf ich Ihnen das Mittel natürlich für die Anwendung bei Long-Covid noch nicht empfehlen, aber bei einem mutigen Blick in die Zukunft wage ich zu prophezeien, dass Sildenafil in den ersten Monaten nach einer Corona-Infektion möglicherweise die gleiche schützende Wirkung haben wird wie beispielsweise ASS nach einem Herzinfarkt oder Schlaganfall. Wünschenswert wäre es, denn so könnten wir Urologinnen und Urologen zumindest einen kleinen Beitrag zur langfristigen Bewältigung der Corona-Pandemie leisten! Wir werden sehen …

EPILOG:
Hart bleiben!

Ziehen wir ein Fazit: Mithilfe von Vorbeugung und Vorsorge kann das Auftreten einer Potenzstörung in vielen Fällen vermieden oder zumindest hinausgezögert werden. Wenn Sie bereits unter Erektionsproblemen leiden, informieren Sie sich bitte gründlich über alle im Kapitel zu den »Ursachen und Risikofaktoren« ab S. 24 genannten Auslöser, die bei Ihnen in Betracht kommen könnten! Sollten Sie ein organisches Problem vermuten, müssen Sie unbedingt zunächst ärztlich untersucht werden. Dann ist eine Urologin oder ein Urologe die richtige Ansprechperson und hilft Ihnen mit ihrem/seinem Expertenwissen. Und für eine kurzzeitige Besserung der Symptome können Sie natürlich auf die bewährten klassischen Therapien aus unserem fachärztlichen Werkzeugkasten zurückgreifen.

Verlagern Sie aber bitte keinesfalls die Verantwortung für Ihre Penisgesundheit auf die Ärztin oder den Arzt! Ergreifen Sie selbst die Initiative und gehen Sie die veränderbaren Dinge an! Durch die im Buch genannten Maßnahmen lassen sich viele der Ursachen verbessern oder sogar komplett beseitigen. Ein gesunder Lebensstil besteht aus vielen guten Gewohnheiten, die sich direkt und nachhaltig auf Ihre Lebensqualität und Ihr Wohlbefinden auswirken. Mit unkompliziert in den Alltag integriertem Beckenbodentraining stärken Sie Ihre Erektion. Vollwertig essen und trinken hält gesund, fördert Ihre Leistung und Ihr Wohlbefinden. Guter Schlaf, Entspannung und innere Ruhe bewirken eine Aktivierung des Parasympathikus und helfen Ihnen, Dauerstress zu vermeiden. Sport hilft, das Stressniveau zu senken und den natürlichen Testosteronspiegel zu boostern. Nach dem Sport setzt Ihr Körper Glückshormone frei und Sie fühlen sich gut. Freuen Sie sich über positive Begleiterscheinungen, wie ein besseres Körpergefühl, Gewichtsverlust und eine allgemeine Verbesserung des Gesundheitszustandes.

Es ist wichtig, dass Sie sich Zeit für sich selbst nehmen. Wählen Sie dabei Ihre guten Gewohnheiten so aus, dass sie sich zum Vorteil Ihrer Potenz potenzieren. Ein strenger Fitnessplan, der Sie mental unter Druck setzt, wird Ihre Lebensqualität nicht steigern können. Bringen Sie die einzelnen Aktivitäten in eine ausgewogene Balance, die Ihnen entspricht und nicht zu viel Anstrengung erfordert. Gönnen Sie sich auch mal etwas! Schließlich sollen Sie den Spaß bei der Sache nicht verlieren. So bleiben Sie optimistisch und motiviert und gelangen schrittweise zu mehr Gesundheit und Wohlbefinden, nicht nur auf sexuellem Gebiet, sondern in vielen Lebensbereichen. Nutzen Sie das hier vorgestellte Programm und bleiben Sie dabei! Es gilt: Jedes Training hilft, solange Sie es machen!

HILFREICHE ADRESSEN
In Kontakt bleiben

Kranus Health GmbH
Westenriederstraße 10
D-80331 München
Tel.: +49 89 12414679
www.kranushealth.com
kontakt@kranus-health.de

Deutsche Gesellschaft für Andrologie e. V. (DGA)
Tzschimmerstraße 30
D-01309 Dresden
Tel.: +49 351 8975935
www.dg-andrologie.de
geschaeftsstelle@dg-andrologie.de

Deutsche Gesellschaft für Mann und Gesundheit e. V.
Am Dornbusch 19
D-61250 Usingen
Tel.: +49 6081 4699794
www.mann-und-gesundheit.com
news@mann-und-gesundheit.com

Deutsche Gesellschaft für Urologie e. V.
Uerdinger Straße 64
D-40474 Düsseldorf
Tel.: +49 211 516096-0
www.urologenportal.de
info@urologenportal.de

DANKSAGUNG

Mein erster und größter Dank gilt natürlich meiner Familie, die mir einmal mehr alle Freiräume eingeräumt hat, dieses Projekt umzusetzen. Meinen Eltern danke ich ohnehin für alles! Nicole Janke vom Herbig-Verlag hat mich bereits zum fünften Mal bei einem Buchprojekt begleitet und ist für mich zu einer unverzichtbaren Partnerin geworden – ebenso wie »meine« Lektorin Christine Gerstacker, danke! Dr. Laura Elisa Wiemer, Prof. Kurt Miller und Jens Nörtershäuser vom Kranus-Team haben mir wichtige Einblicke in die App gewährt und waren Garanten für eine höchst zuverlässige und unkomplizierte Zusammenarbeit. Marc Katzenburg und Victoria Bindrum haben mich beim Kapitel zur Sexualtherapie beraten. Gemeinsam mit Susanne Petersen durfte ich schon den einen oder anderen Artikel zu Themen der Männergesundheit, die auch in diesem Buch vorkommen, schreiben. Mein Freund und Kollege Thomas Quirmbach hat wie gewohnt als Testleser fungiert. Andere Projekte kamen in dieser fordernden Zeit hingegen etwas kürzer. Das erfordert viel Verständnis von allen Beteiligten. Dafür danke ich Abhinav Jain und dem gesamten Prognoix-Team sowie meinem »Chef« Dr. Nicolas Vahrmeyer vom Urologischen Zentrum Katschhof in Aachen. Er hat mir so flexible Arbeitszeiten eingeräumt, dass ich mich wochenlang in meinem Arbeitszimmer verkriechen konnte. Daaaanke, euch allen!

ANMERKUNGEN

Hinweis: Einen ausführlichen Quellennachweis finden Sie zum Download auf der Verlags-Website unter: https://www.kosmos.de/quellennachweis_pies_potenz

1 Johannes u. a. *Incidence of erectile dysfunction in men 40 to 69 years old: Longitudinal results from the Massachusetts male aging study* 2000

2 Chew u. a. *Male Erectile Dysfunction and Cardiovascular Disease: Is There an Intimate Nexus?* 2008

3 Baumhäkel u. a. *Erectile dysfunction correlates with left ventricular function and precedes cardiovascular events in cardiovascular high-risk patients* 2007

4 Feldman u. a. *Impotence and Its Medical and Psychosocial Correlates: Results of the Massachusetts Male Aging Study* 1994

5 Dorey u. a. *Pelvic floor exercises for erectile dysfunction* 2005

6 Silva u. a. *Physical activity and exercise for erectile dysfunction: systematic review and meta-analysis* 2017

7 Duca u. a. *Erectile dysfunction, physical activity and physical exercise: Recommendations for clinical practice* 2019

8 Sommers *Mindfulness in love and love making: a way of life* 2013

9 Hartmann *Serie: Sexuelle Funktionsstörungen – Psychosomatische Aspekte bei Erektionsstörungen* 2000

10 Beecken u. a. *Thinking About Pathomechanisms and Current Treatment of Erectile Dysfunction – »The Stanley Beamish Problem«* 2021

11 Allen u. a. *Health-Related Lifestyle Factors and Sexual Dysfunction: A Meta-Analysis of Population-Based Research* 2018

12 EAU Guidelines. Edn. presented at the EAU Annual Congress Milan 2021

13 Robert Koch-Institut. Gesundheit in Deutschland 2015.

14 Statistisches Bundesamt Deutschland – GENESIS-Online 2022.

15 Luy, M. *Die geschlechtsspezifischen Sterblichkeitsunterschiede – Zeit für eine Zwischenbilanz* 2002

16 Goebel u. a. *The German Socio-Economic Panel (SOEP)* 2019

17 W. H. O. *Global recommendations on physical activity for health* 2010

18 Robert Koch-Institut, Kapitel 5 aus *Gesundheitliche Lage der Männer in Deutschland | Beiträge zur Gesundheitsberichterstattung des Bundes* 2014

19 *Aerzteblatt.de* Männer weiter Vorsorgemuffel 2018

20 Rodler u. a. *Epidemiology and Treatment Barriers of Patients With Erectile Dysfunction Using an Online Prescription Platform: A Cross-Sectional Study* 2020

21 *Aerzteblatt.de* Männer drücken sich häufiger vor Arztbesuch 2018

22 https://lifesciencenord.de/files/Magazin/LSN-Magazine-2022.pdf

23 Veale u. a. *Am I normal?* 2015

24 Wylie u. a. *Penile size and the ›small penis syndrome‹* 2007

25 Choi u. a. *Second to fourth digit ratio: a predictor of adult penile length* 2011

26 Kula u .a. *Pathophysiology of Erectile Dysfunction – an Organisation/Activation Concept* 2005

27 Solomon u. a. *Erectile dysfunction and the cardiovascular patient: endothelial dysfunction is the common denominator* 2003

28 Ibrahim u. a. *Erectile Dysfunction and Ischaemic Heart Disease* 2018

29 Esposito u. a. *Obesity and sexual dysfunction, male and female* 2008

30 Solomon u. a. *Erectile dysfunction and the cardiovascular patient: endothelial dysfunction is the common denominator* 2003

31 Kovac u. a. *Effects of cigarette smoking on erectile dysfunction* 2015

32 Harte u. a. *Association between cigarette smoking and erectile tumescence: the mediating role of heart rate variability* 2013

33 https://www.assmann-stiftung.de/procam-tests/

34 Sairam u. a. *Prevalence of undiagnosed diabetes mellitus in male erectile dysfunction* 2001

35 Wu u. a. *Identification of Late-Onset Hypogonadism in Middle-Aged and Elderly Men* 2010

36 Zitzmann *The Role of the CAG Repeat Androgen Receptor Polymorphism in Andrology* 2009

37 Lee u. a. *Cohort Profile: The European Male Ageing Study* 2013

38 Mulligan u. a. *Prevalence of hypogonadism in males aged at least 45 years: the HIM study* 2006

39 Haring u. a. *Low serum testosterone levels are associated with increased risk of mortality in a population-based cohort of men aged 20–79* 2010

40 Lee u. a. *Non-invasive Management Options for Erectile Dysfunction When a Phosphodiesterase Type 5 Inhibitor Fails* 2018

41 Chou u. a. *The Impact of Illicit Use of Amphetamine on Male Sexual Functions* 2015

42 Brixius u. a. *Stickstoffmonoxid, erektile Dysfunktion und die Behandlung mit Betablockern (MR NOED-Studie)* 2008

43 Rosen u. a. *The international index of erectile function (IIEF): a multidimensional scale for assessment of erectile dysfunction* 1997

44 Dorey u. a. *Pelvic floor exercises for erectile dysfunction* 2005

45 Tapper u. a. *Muscles of the trunk and pelvis are responsive to testosterone administration: data from testosterone dose-response study in young healthy men* 2018

46 Pastore u. a. *Pelvic floor muscle rehabilitation for patients with lifelong premature ejaculation: a novel therapeutic approach* 2014

47 Dorey u. a. *Pelvic floor exercises for erectile dysfunction* 2005

48 Van Kampen u. a. *Treatment of Erectile Dysfunction by Perineal Exercise, Electromyographic Biofeedback, and Electrical Stimulation* 2003

49 Rosenbaum *Pelvic Floor Involvement in Male and Female Sexual Dysfunction and the Role of Pelvic Floor Rehabilitation in Treatment* 2007

[50] Myers u. a. *Pelvic floor muscle training improves erectile dysfunction and premature ejaculation: a systematic review* 2019
[51] Claes u. a. *Pelvic Floor Exercise versus Surgery in the Treatment of Impotence* 1993
[52] Siegel *Pelvic Floor Muscle Training in Males: Practical Applications* 2014
[53] Rudolph u. a. *Pelvic Floor Physical Therapy for Erectile Dysfunction – Fact or Fallacy?* 2017
[54] Duca u. a. *Erectile dysfunction, physical activity and physical exercise: Recommendations for clinical practice* 2019
[55] Mok u. a. *Physical activity trajectories and mortality: population based cohort study* 2019
[56] Celis-Morales u. a. *Association between active commuting and incident cardiovascular disease, cancer, and mortality: prospective cohort study* 2017
[57] Vigorito u. a. *Effects of exercise on cardiovascular performance in the elderly* 2014
[58] Thomas u. a. *Does the ›Otago exercise programme‹ reduce mortality and falls in older adults?: a systematic review and meta-analysis* 2010
[59] Sgrò u. a. *Sport and male sexuality* 2017
[60] Cheng u. a. *Physical activity and erectile dysfunction: meta-analysis of population-based studies* 2007
[61] Kalka u. a. *Association between physical exercise and quality of erection in men with ischaemic heart disease and erectile dysfunction subjected to physical training* 2013
[62] Silva u. a. *Physical activity and exercise for erectile dysfunction: systematic review and meta-analysis* 2017
[63] Ettala u. a. *High-Intensity Physical Activity, Stable Relationship, and High Education Level Associate with Decreasing Risk of Erectile Dysfunction in 1,000 Apparently Healthy Cardiovascular Risk Subjects* 2014
[64] Khoo u. a. *Comparing Effects of Low- and High-Volume Moderate-Intensity Exercise on Sexual Function and Testosterone in Obese Men* 2013

65 Ebrahim u. a. *Sexual intercourse and risk of ischaemic stroke and coronary heart disease: the Caerphilly study* 2002

66 Iso-Markku u. a. *Midlife Physical Activity and Cognition Later in Life: A Prospective Twin Study* 2016

67 Apple u. a. *Neurogenesis in the aging brain* 2017

68 de Oliveira u. a. *The effects of physical activity on anxiety, depression, and quality of life in elderly people living in the community* 2019

69 Gerbild u. a. *Physical Activity to Improve Erectile Function: A Systematic Review of Intervention Studies* 2018

70 Khoo u. a. *Comparing Effects of Low- and High-Volume Moderate-Intensity Exercise on Sexual Function and Testosterone in Obese Men* 2013

71 Hackney *Hypogonadism in Exercising Males: Dysfunction or Adaptive-Regulatory Adjustment?* 2020

72 W. H. O. *Global recommendations on physical activity for health* 2010

73 Duca u. a. *Erectile dysfunction, physical activity and physical exercise: Recommendations for clinical practice* 2019

74 Cadore u. a. *Strength and Endurance Training Prescription in Healthy and Frail Elderly* 2014

75 Zhang u. a. *Resting heart rate and all-cause and cardiovascular mortality in the general population: a meta-analysis* 2016

76 Krug u. a. *Körperliche Aktivität: Ergebnisse der Studie zur Gesundheit Erwachsener in Deutschland (DEGS1)* 2013

77 Westgarth u. a. *Dog owners are more likely to meet physical activity guidelines than people without a dog* 2019

78 Höchsmann u. a. *Effect of E-Bike Versus Bike Commuting on Cardiorespiratory Fitness in Overweight Adults: A 4-Week Randomized Pilot Study* 2018

79 Kalapotharakos u. a. *The Effects of High- and Moderate-Resistance Training on Muscle Function in the Elderly* 2004

80 Lee u. a. *Leisure-Time Running Reduces All-Cause and Cardiovascular Mortality Risk* 2014

81 Kochen *Wer im Alter die Wohnung (möglichst täglich) verlässt, lebt länger!* 2020
82 Lee u. a. *Association of Step Volume and Intensity with All-Cause Mortality in Older Women* 2019
83 Kovacevic u. a. *The effects of aerobic exercise intensity on memory in older adults* 2020
84 Lamina u. a. *Managing erectile dysfunction in hypertension: the effects of a continuous training programme on biomarker of inflammation* 2009
85 Kraemer u. a. *Hormonal Responses and Adaptations to Resistance Exercise and Training* 2005
86 Craig u. a. *Effects of progressive resistance training on growth hormone and testosterone levels in young and elderly subjects* 1989
87 Mensink u. a. *Verbreitung der vegetarischen Ernährungsweise in Deutschland* 2016
88 Volek u. a. *Effect of a high-fat diet on postabsorptive and postprandial testosterone responses to a fat-rich meal* 2001
89 La u. a. *Diet and Men's Sexual Health* 2018
90 Wang u. a. *Association of Specific Dietary Fats With Total and Cause-Specific Mortality* 2016
91 Del Gobbo u. a. *ω-3 Polyunsaturated Fatty Acid Biomarkers and Coronary Heart Disease: Pooling Project of 19 Cohort Studies* 2016
92 Aune u. a. *Whole grain consumption and risk of cardiovascular disease, cancer, and all cause and cause specific mortality: systematic review and dose-response meta-analysis of prospective studies* 2016
93 Yubero-Serrano u. a. *Extra virgin olive oil: More than a healthy fat* 2019
94 Di Francesco u. a. *Mediterranean diet and erectile dysfunction: a current perspective* 2017
95 Foscolou u. a. *The Effect of Exclusive Olive Oil Consumption on Successful Aging: A Combined Analysis of the ATTICA and MEDIS Epidemiological Studies* 2019

[96] Remig u. a. *Trans Fats in America: A Review of Their Use, Consumption, Health Implications, and Regulation* 2010

[97] Levine u. a. *Low Protein Intake Is Associated with a Major Reduction in IGF-1, Cancer, and Overall Mortality in the 65 and Younger but Not Older Population* 2014

[98] Song u. a. *Association of Animal and Plant Protein Intake With All-Cause and Cause-Specific Mortality* 2016

[99] Poutahidis u. a. *Probiotic Microbes Sustain Youthful Serum Testosterone Levels and Testicular Size in Aging Mice* 2014

[100] Orlich u. a. *Vegetarian diets in the Adventist Health Study 2: a review of initial published findings* 2014

[101] Zhao u. a. *Fish consumption and all-cause mortality: a meta-analysis of cohort studies* 2016

[102] Santesso u. a. *Effects of higher- versus lower-protein diets on health outcomes: a systematic review and meta-analysis* 2012

[103] Sun u. a. *Association of fried food consumption with all cause, cardiovascular, and cancer mortality: prospective cohort study* 2019

[104] Fardet *New hypotheses for the health-protective mechanisms of whole-grain cereals: What is beyond fibre?* 2010

[105] Buettner u. a. Blue Zones: Lessons From the World's Longest Lived. *American Journal of Lifestyle Medicine, 10*(5), 318–321 2016

[106] Bao u. a. *Food insulin index: physiologic basis for predicting insulin demand evoked by composite meals* 2009

[107] Georgousopoulou u. a. *Anti-inflammatory diet and 10-year (2002–2012) cardiovascular disease incidence: The ATTICA study* 2016

[108] Esposito u. a. *Mediterranean diet improves erectile function in subjects with the metabolic syndrome* 2006

[109] Kast *Der Ernährungskompass – das Fazit aller wissenschaftlichen Studien zum Thema Ernährung* 2018

[110] https://www.dge.de/ernaehrungspraxis/vollwertige-ernaehrung/10-regeln-der-dge/

[111] Kalaitzidou u. a. *Stress management and erectile dysfunction: a pilot comparative study* 2014

[112] Jaderek u.a. *A Systematic Review on Mindfulness Meditation-Based Interventions for Sexual Dysfunctions* 2019

[113] Bossio u.a. *Mindfulness-Based Group Therapy for Men With Situational Erectile Dysfunction: A Mixed-Methods Feasibility Analysis and Pilot Study* 2018

[114] Tang u.a. *The neuroscience of mindfulness meditation* 2015

[115] Mukherjee u.a. *Alcoholism and its Effects on the Central Nervous System* 2013

[116] Maβ *Das Hamburger Modell im Wandel – von der Profession zur Konfession* 2020

[117] Maß u.a. *Das Hamburger Modell der Sexualtherapie: Evaluation der Intensivtherapien 1995 bis 2011* 2014

[118] Brotto u.a. *Psychological and Interpersonal Dimensions of Sexual Function and Dysfunction* 2016

[119] Linschoten u.a. *Sensate focus: a critical literature review* 2016

[120] Maio u.a. *Activity and PDE5 Inhibitors in the Treatment of Erectile Dysfunction: Results of a Randomized Controlled Study* 2010

[121] McGwin *Phosphodiesterase Type 5 Inhibitor Use and Hearing Impairment* 2010

[122] Li u.a. *Sildenafil Use and Increased Risk of Incident Melanoma in US Men: A Prospective Cohort Study* 2014

[123] Matsushita u.a. *Antidepressant-like effect of sildenafil through oxytocin-dependent cyclic AMP response element-binding protein phosphorylation* 2012

[124] Islam u.a. *Sildenafil suppresses inflammation-driven colorectal cancer in mice* 2017

[125] Klotz *How (not) to communicate new scientific information: a memoir of the famous Brindley lecture* 2012

[126] Cai u.a. *The intra-meatal application of alprostadil cream (Vitaros®) improves drug efficacy and patient's satisfaction* 2019

[127] Beaudreau u.a. *Satisfaction with a Vacuum Constriction Device for Erectile Dysfunction among Middle-Aged and Older Veterans* 2021

[128] Kaspar u. a. *Schwellkörperimplantate* 2021

[129] Fojecki u. a. *Effect of Low-Energy Linear Shockwave Therapy on Erectile Dysfunction – A Double-Blinded, Sham-Controlled, Randomized Clinical Trial* 2017

[130] Sokolakis u. a. *Clinical studies on low intensity extracorporeal shockwave therapy for erectile dysfunction: a systematic review and meta-analysis of randomised controlled trials* 2019

[131] Bélanger u. a. *Influence of diet on plasma steroid and sex plasma binding globulin levels in adult men* 1989

[132] Akdogan u. a. *Effects of peppermint teas on plasma testosterone, follicle-stimulating hormone, and luteinizing hormone levels and testicular tissue in rats* 2004

[133] Campbell u. a. *Serum Testosterone Is Reduced Following Short-Term Phytofluene, Lycopene, or Tomato Powder Consumption in F344 Rats* 2006

[134] Delvecchio u. a. *Prolactin May Be Increased in Newly Diagnosed Celiac Children and Adolescents and Decreases after 6 Months of Gluten-Free Diet* 2014

[135] George u. a. *Phytoandrogenic properties of Eurycoma longifolia as natural alternative to testosterone replacement therapy* 2014

[136] Stanislavov u. a. *Treatment of Erectile Dysfunction with Pycnogenol and L-arginine* 2003

[137] Choi u. a. *Effects of Korean ginseng berry extract on sexual function in men with erectile dysfunction* 2013

[138] Cassidy u. a. *Dietary flavonoid intake and incidence of erectile dysfunction* 2016

[139] Hsieh u. a. *The Epidemic of COVID-19-Related Erectile Dysfunction: A Scoping Review and Health Care Perspective* 2022

[140] Whitaker u. a. *Persistent symptoms following SARS-CoV-2 infection in a random community sample of 508,707 people* 2021

[141] Sansone u. a. *The Sexual Long COVID (SLC): Erectile Dysfunction as a Biomarker of Systemic Complications for COVID-19 Long Haulers* 2022

[142] Kresch u. a. *COVID-19 Endothelial Dysfunction Can Cause Erectile Dysfunction* 2021

[143] Kaynar u. a. *Tip of the iceberg: erectile dysfunction and COVID-19* 2022

[144] Liang u. a. *Three-month Follow-up Study of Survivors of Coronavirus Disease 2019 after Discharge* 2020

[145] Graham u. a. *Persistent neurologic symptoms and cognitive dysfunction in non-hospitalized Covid-19 »long haulers«* 2021

[146] Crook u. a. *Long covid-mechanisms, risk factors, and management* 2021

[147] Tarsitani u. a. *Post-traumatic Stress Disorder Among COVID-19 Survivors at 3-Month Follow-up After Hospital Discharge* 2021

[148] Mollaioli u. a. *Benefits of Sexual Activity on Psychological, Relational, and Sexual Health During the COVID-19 Breakout* 2021

[149] Moreno-Perez u. a. *Male pituitary-gonadal axis dysfunction in post-acute COVID-19 syndrome – Prevalence and associated factors: A Mediterranean case series* 2022

[150] Mostafa *Could Oral Phosphodiesterase 5 Inhibitors Have a Potential Adjuvant Role in Combating COVID-19 Infection?* 2021